U0008137

排寒解熱的「脈」診食養術

死にたくなければ毎日「脈」だけみなさい
健康状態を3本の指で測る「セルフ脈診」

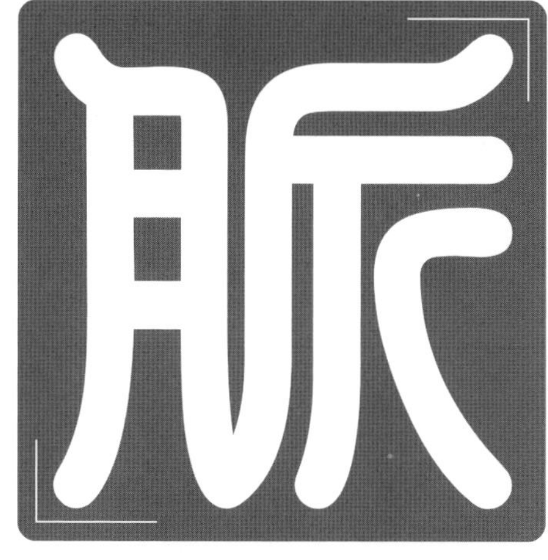

三根手指把
把脈，減法
調養百病消

NPO法人
5 elements Japan理事長
長田由美江◎著
簡毓棻◎譯

無名指脈
腎臟、膀胱、內分泌系統、前列腺、子宮、卵巢

中指脈
胃、大腸、小腸、肝臟、膽囊

食指脈
頭部、心臟、肺部、自律神經

前言

血流是載運著所有身體訊息的河川

人，只要能每日掌握自己的脈象，並依脈象攝取適合自己現在狀態的飲食與生活習慣，任何人都可以健康活到一百二十歲。

依我個人這些年來所累積的看診經驗，那些運用脈診術清楚掌握自己身體狀態，並因此找回健康的患者們，讓我清楚確認了這個事實。

我常聽說，類似以下的案例：

有一位先生接受了公司的年度健康檢查，檢查報告顯示「心律不整」，表示可能罹患心臟的疾病，於是進一步接受各種各式的檢查，結果不但找不出原因，當然連病名都無法確定。

究竟自己的身體怎麼了呢？

對於身體的現狀，我們現在真正需要的應對方式是什麼呢？只要無法確切地掌握身體狀況，那麼不論從醫生那裡拿到什麼樣的處方，我們只能囫圇吞棗，更遑論清楚知道身體的改善狀況。如此一來，一旦我們停止去看診、停止服藥，突然有一天才發現自己罹患重病，似乎也不稀奇。

現代人豢養疾病的過程大概不脫上述的面對身體的習慣。

況且，現代人所面臨的窘境是，即使身體不適，在醫院接受精密的身體檢查，經常是找不出病名與病因的。

這裡的關鍵在於，以剛剛提及的健康檢查獲知「心律不整」，卻找不出確切的「結果」這一點上。然而，非但如此，多數時候甚至連病名與身體的狀況也無法確切掌握，結果，常常導致引發更大的疾病。

對於至今已經診斷超過三萬六千人的脈象（橈骨動脈），特別不斷藉由脈象診斷出癌症、心臟疾病、腦部疾病等重症的我來說，上述情況與無法充分活用人體脈象所傳達出來的訊息是相同的。

事先聲明，我並沒有打算否定西洋醫學的重要性。然而，卻對必須仰賴機器與電腦所得的檢查結果來開藥的現代西洋醫學感到其限制。

屬於象形文字的漢字，是取天地間事物的意象發展而來，而「脈」這個漢字是以身體中有河川的意象所組成。正如同從高山向海流動的河流一般，我們身體裡的血流也是帶著身體的訊息從頭往四肢末端流動的。

我現在所施行的脈診術是源自於中醫學的脈診。但是，依脈診的解讀或是從中所讀取的資訊而施行的治療的這個部分，則是從我看診的數萬人中取得的統計結果所發展而來的獨家方法。

舉例來說，使用我的脈診術能讀取到身體的以下資訊。

1. 現在的身體狀態是過度攝取何種食物？

2. 現在的身體狀態真正需要的是什麼？
3. 現在的身體處於怎麼樣的狀態？
4. 未來，要如何不生病？
5. 現在身體最需要的食物是什麼？

我們常在各種媒體裡看到或是聽到「清澈的血液」與「濃稠的血液」的說法，相信現在大家已經對於遍佈全身的血流掌握了身體健康的關鍵這件事有相當了解。

但是，我們卻不具備能親自確認血流狀況的技術。雖然如果血液流動地順暢，就能保持身體溫暖、提升免疫力，但真正能了解自己身體現在是屬於寒還是屬於熱，大多數人仍無法確切掌握。

只有一個方法，能讓人自己在平日就能確切掌握自己的血流狀態。

那就是「脈診」。

你的脈現在是快還是慢、是強還是弱、是深還是淺。

能了解狀態的不單是我，事實上任何人都能用自己的手指來取得資訊。這本書的目的正是要告訴各位，讀取脈象資訊的方法，以及針對脈象所需採取的應對方法各是如何。

中醫學的古籍裡提到，人體代表性的脈狀共有二十八種，加上其他脈狀共有超過四十種的脈狀，而各種脈狀也有各自的名稱。然而，本書將介紹的脈診術，並不需要記憶艱澀的專有名詞。

取而代之的，只需要各位牢記兩個代表性的名詞。

分別是「火山熔岩脈」跟「冰河脈」。

只要各位能學會掌握自己目前的脈處於何種狀態，單只要這樣，就是對照護身體做了一個絕佳的工作，也就是說，你將能選擇讓身體狀態與心情更輕鬆更有元氣的行動。

這麼做不但不會耗費時間與金錢，也不會增加限制或需要忍耐。

舉例來說，我希望各位能在學會診脈之後，放在日常生活中做選擇時使用。

- 去飲料店買飲料時，該點咖啡還是紅茶？
- 中午休息吃飯時，該選烏龍麵還是義大利麵？
- 今晚洗澡時，該選擇泡澡還是淋浴？
- 週末假日，該待在家休養生息，還是出外與朋友會面？

不論是身體有恙的將來，或是一直保持著健康的將來，都是由自己「當下」的選擇，一點一滴建立起來的。因此，我們的身體是由每個時刻如何選擇食物、採取怎樣的行動慢慢積累起來的。

正如同每個人有張獨一無二的臉龐一般，每個人的脈象與血流狀況也都有獨自的狀態。即使是同一個人，每時每刻狀態都在改變中。因此，絕對不存在絕對適合某個人的飲食方式與生活習慣。

一直以來，我在對客戶的治療時所施行的脈診術也是把「火山熔岩脈」跟「冰河脈」這兩種脈拿來當作判別的依據基礎。所以，我認為，即使是一般人學會它，並在日常生活中使用，應該能夠防範大病於未然，當然也能清楚掌握自己目前的健康狀態。基於如此想法，才有了這本書的發想：我希望一般人也能使用我所發想出來的脈診術（YUMIE PULSE），因而加以簡化，並撰成此書。

因應診脈當下的狀態＝身體狀態而攝取最佳食物與採取最適行動。

如此一來，我們將不再跟隨著外界流傳的健康資訊起舞，而能認真地理解自己的身體現狀。

只要依據脈診所得的資訊來攝取適合身體的食物，你的脈象將在短短六十秒而有所轉變。與其忽視身體、傻傻地跟隨著媒體訊息所說的「對身體好」的方式攝取食物，以及做那些你自己根本不想做的運動，不如學會幫自己診脈，將能讓你更如實地看到自己的身體狀態。

這麼做，你將透過手指確切地了解自己的脈象，將健康的主導權拿回來。

我認為，只要由你自己用脈診維持健康，世界上沒有比這還要輕鬆的健康管理方法。我並且確信，這是在世界性的長壽時代來臨時，你最能強而有力地存活的有效工具。

脈是通往未來的流動河川。

診脈同時也意味著，看見你未來的可能性。

二〇一八年六月吉日　長田由美江

目錄

Chapter

1

Chapter

2

Chapter

3

不需要再忍住食慾！脈診食養術

Chapter

4

提升健康狀況也提升運勢！

卷末資料

序章

世界級名人（有錢人）認可的「脈診術」大衝擊

以三萬六千人的醫案為基礎所發展而來的「脈診術」

三根手指就能掌握身體的一切

不必開口、不必看身體的部位，只要三根手指輕觸手腕，就能大致掌握某人的疾病成因或是目前身體的不適、甚至昨日的飲食狀況或是現在所處的精神狀態。

各位是否相信真有這麼一個神奇的方法呢？

或者是，你是否曾經在什麼地方有過類似的體驗呢？

我想應該有許多人對於我一開始說的感到驚訝不已。

我是長田由美江，是一位在日本大阪開業的脈診師。

所謂的脈診師，各位可能不太了解實際的工作內容。但是，我想任何人都曾觸摸手腕，知道那裡有脈搏跳動，或是在學校的體育課、醫院診療間量過脈搏的經驗。

所謂的脈診是中醫學上的診療方法，最初是藉由察看人的手腕裡流動的脈的速度、強弱、律動等來調查身體裡的臟器是否取得平衡，有沒有疾病已經產生。大約在兩千三百年前的中國就有的脈診，通常是醫生用來事先整體性地了解患者目前的身體狀況，其後再依據脈診結果確立治療方針，這項技術傳到日本後不久，日本人就不斷地創新，直到目前仍普遍使用。

我大約從二十多歲起，就持續學習整體（日式按摩）、針灸、漢方、藥膳、瑜珈與呼吸法等各種東洋醫學，這段經歷讓我在大阪累積了超過三萬六千人的診療經驗。

也就是說，每次診療時，我一定先把脈。

現在西醫院裡常幫病患做的測量脈搏，幾乎都不是由醫生幫病患一一搭手腕察看的。取而代之的是，藉由脈搏計測器等機器將脈搏加以數值化，再由醫生以此為依據來判斷病症，再開立醫藥處方。

圖 1◆橈骨動脈

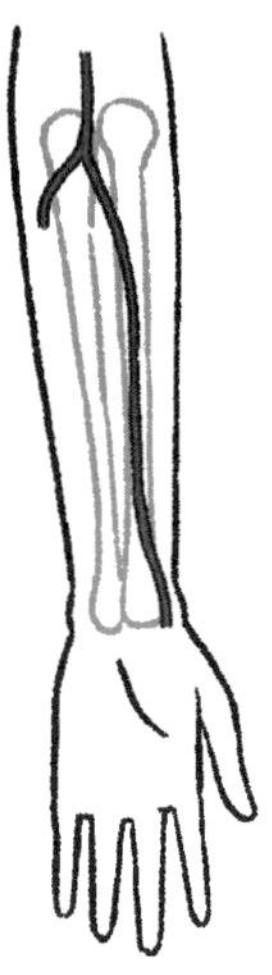

橈骨動脈沿著肱肌內側從手臂往手腕走，手腕的部分則被近皮下處的淺筋膜包覆，此處皮下脂肪較薄，血管也位於皮下脂肪的淺層部位。心臟的搏動，也就是脈搏能輕易地就觸摸到。

另一方面，東洋醫學中的脈診並不藉助機器，而是由醫生直接觸摸病患的手腕皮膚，而且也不單只測量脈搏數，還會針對跳動狀態與強弱加以觀察，藉此了解血液的流動狀態，只是經由指尖的觸感所得的資訊就能細細診斷患者狀態。

在中醫學上的脈診，通常會診察左右兩手的手腕的脈，但是，我基本上則是只診察患者左手腕的橈骨動脈。

中醫學所說的脈診通常是診療兩手腕的脈，而我的脈診法則基本上只診療左手腕的橈骨動脈。另外，我在幫病患脈診前，不會向患者問診。說到我的脈診法，實際上是將食指、中指、無名指搭放在患者左手腕上，感覺脈，並藉此讀取患者身體的訊息。

雖然脈診法這麼簡單，但藉由我獨創的脈診術（YUMIE PULSE），卻能看出醫院也檢查不出的重症，癌症或是其他重症，許多患者也因此了解了自己的患病原因。

從癌症患者的脈所能看見的特有「噪音」

我之所以開始對脈診著迷，是因為某次我感覺到癌症患者特有的「噪音（noise）」般的振動。

那種脈的搏動與心跳失去律動的心律不整全然不同，感覺像是細細的振動般。如果要進一步說得更清楚一些，就像是彈奏吉他絃般的振動。我甚至為了驗證這個發現，曾經委託認識的醫院為我引介近五十位的胃癌患者，實際進行脈診術。

結果真的與我預期的毫無二致，這五十位胃癌患者的脈診，我都能感覺到相同的細微振動。與脈的搏動同時接觸到令人感覺不悅的振動，讓我了解到，那是體內細胞正在與某物（＝癌細胞）拼搏，經由淋巴液的流動所發出來的振動。

在針灸整骨院或是整體院中，總是有不少患者抱怨著「腰痛」。大多數的整骨師或是按摩師都會對病患詳細問診，如果病患是腰痛時，則針對腰部處理；如果是頸部疼痛，則針對頸部處理，像這樣，他們的處理方針是針對局部進行。

然而，我的治療方法則並不會在事前詢問患者的症狀。至於為何我不會探究該患者腰痛的真正原因呢？因為我認為無論要做怎麼樣的治療或是採取什麼方法整治身體，都是當場處理最精準。

為了要找出由於身體的某些不適而引起的疼痛，我首先會為病患診脈。我不需要詢問患者，而是由脈診自然而然地找出他們疼痛之處。

某位為了改善腰痛而四處求醫、接受針灸與按摩的男性患者，真正的病因是肝癌。某位四十多歲的女性，之前花了高額的費用持續接受不孕症治療，卻在經過我的脈診與接受我的建議後，改變飲食內容，只花了半年時間就自然懷孕了。

我的針灸治療院在十幾年前開業時，只是某大樓內的小小一間個人工作室，然而，卻經由以脈診為基礎的治療法，每天累積著上述的案例。

雖然我從未打廣告或是宣傳，但是經由病患的口耳相傳，不只大阪當地人來找我治療，甚至從日本各地而來的患者也越來越多，當中不乏為重病所苦的患者，甚至有想要維持健康的企業高階管理人員、社會的重要人士或是明星藝人，也因此我的診療群也越發擴大。

杜拜貴族也認可的「脈診術」（YUMIE PULSE）

由日本出發，遠至杜拜，甚至世界知名的「脈診」

漢方藥與針灸等傳統醫療法於二〇一八年獲得WHO世界衛生組織的認可。至此，曾經以西洋醫學為主所發展而來的醫療中，終於也重新肯定了現今仍未有統計資料當作參考的東洋醫學的價值。

藉由脈診術，我深切感受到凡事需要依賴檢查報告與數據資料、以及藥物的西洋醫學的限制，因此我希望有一天能將這個脈診術推廣至世界各地，藉著東洋醫學對國際社會有所貢獻。

因此，從二〇一一年起，我所踏出的第一步就是在阿拉伯聯合大公國的杜拜開展的活動。

杜拜是個聚集了兩百多個國家與區域的有力商業人士的地區。人口的八成據說是外國人士。

我想，如果能在杜拜展開脈診術的活動，就能更輕易地把脈診術推廣至全世界。基於上述理由，我選擇在杜拜展開活動。

最初，我是透過某個關係引介，與我的商業夥伴JACKEI松浦先生一同前往杜拜。那次的目的是，拜會某位在日本相識的日本領事館職員，讓對方理解我們的活動，希望他能給予支援。

結果當然如您所知的，駐外領事人員不得以個人的名義參與當地的商業行為。沒見過世面的我們對於那樣的結果感到非常失望（笑），還曾經為了剩下四天的旅程感到不知所措。

意志消沉的我們，即使後來試圖在公共場合表演針灸，結果卻乏人問津，令人甚感遺憾。

沒想到在我們即將歸國當天，在我們眼前出現了一個小小的機會。

當時我們投宿飯店的接待人員是位日本人，當我們不經意地跟他說明當次的活動內容後，卻引發他對我的脈診法的強烈興趣。

一開始，我只是幫他診脈，接著是飯店的工作人員們及其家人們，他們的朋友中認識的病患等，想要讓我診脈的人就這樣一點一點地增加。

就這樣，我開始往返日本與杜拜幫患者們診療，一段時間之後，有人委託我在該飯店辦一場關於東洋醫學與飲食的講習會。那是二〇一三年的事了。

那時候，我們還沒有甚麼知名度，講習會卻來了超過七十個人，當我示範講習會主題的脈診術時，大多數的參加者都驚呼不可思議。

因為我的脈診術不單只能診察身體的不適，我甚至連人們平常的生活習慣、喜好的食物、最近因為壓力過大而產生的症狀等等都能查知，讓人忍不住想問「為什麼你居然知道」。

「你昨天吃了絞肉對不對？好像有些消化不良。」

「你最近工作壓力很大，對吧？因為腦部血流似乎不順暢。」

「你正在擔心自己不易受孕，對嗎？輸卵管很寒喔。」

只要把三根手指搭在橈骨動脈上，不消多少時間，我就能把讀取到的資訊通通告訴患者。然後，我會把不同症狀的改善方法告訴對方，比方說，這時候該吃什麼樣的食物、怎麼睡覺能睡得好等，以該患者日常生活中能做得到的方法為具體建議，告知對方。如果必要，我會建議病患前往醫院看醫生或是做身體檢查。

聽說，那次的講習會是日本有史以來第一次在杜拜舉辦的關於醫療的講習會。

發現早期胰臟癌，受到關注

因首次講習會盛況空前，而得以繼續舉辦的我們，同時也認真地開始為當地的患者服務。

服務內容除了我們一般在日本施行的以脈診術掌握身體的狀態與症狀、指壓、針灸與飲食建議等試圖改善身體症狀的做法外，另外還依照當地患者適合的方式進行治療。

正當我們一步一腳印地做診療時，遇見了一位阿拉伯聯合大公國的在地人。他是個病患。

據說，他由於長期的身體不適，已經接受各地知名院所的檢查，卻始終找不到異常之處。於是他抱著姑且一試的心情，來到了我的診療所。把脈時，我感覺到他的脈的噪音。那是胰臟癌所顯示的噪音。於是我將我的懷疑告訴該名病患，幾日後他前往醫院接受檢查，結果果然與我的脈診結果相同，是早期的胰臟癌。

這位患者的實例因此在當地成為眾所討論的話題，我的脈診術（YUMIE PULSE）的名聲也在杜拜當地的各國商業人士、杜拜皇室間擴展開來，甚至連政治人物也都爭相來看診。

後來，ＮＨＫ經濟紀實性節目「呂宋壺」（二〇一七年七月三十日）的「經濟急速成長中的緊急狀態！～杜拜健康商機最前線～」介紹了我的脈診術，因而引起很大的迴響。

直到二〇一八年的現在，在杜拜，已經不只有杜拜當地人，連法國、義大利、黎巴嫩、印度、非洲各國的商業人士與其家人都是我的客戶。更甚者，就連杜拜當地人之中，還包括了皇室成員、最高法官、警界人士、企業家等等各行各業人士，當地定期性的診療患者總是超過四百人。

這十年來，我往返日本與杜拜的次數將近七十次，即使如此，我還是沒有餘力接受新患者，即使預約的患者也至少得等上一年。

為了能在杜拜開設第一間日本人的、以東洋醫學為基礎的診所，我打算在二〇一九年考取醫師執照。

如此一來，我的患者們將能經由我的脈診術診療後，再從西洋東洋醫學中各自選擇符合症狀的最佳醫療方式。而我們正在往實現夢想診所的路上前進中。

我的脈診術的熱潮不僅於杜拜，從南非與波蘭等國而來的脈診講習會邀約接連而來，二〇一九年七月，我將前往美國加州的應用人因工程國際研討會」（The 7th International Conference on Applied Human Factors and Ergonomics）（AHFE），發表關於YUMIE PULSE脈診術的學術性觀點。另外，二〇一八年十一月我將回到日本在「日本機器學會運動工程・人類動態論壇２０１８」（日本機械学会スポーツ工学・ヒューマンダイナミクス２０１８）中發表我對於脈診的研究報告。

現在，我的脈診術從日本而杜拜，正往廣大的世界各地擴展中。

Chapter 1

診脈是健康狀態的測量器

脈診的建議
最了解你身體狀況的是脈象

早起那一杯決定你一天的身體狀況

究竟脈診術能做什麼？
不懂脈診的我也能學會嗎？

這本書讀到這裡，我相信有很多人都有類似的疑問。
從這一章開始，我將為各位介紹YUMIE PALSE脈診術的基礎知識。
舉例來說，許多人每天早晨起床後，都會「喝一杯」。
想要用香味豐富的咖啡讓精神活躍起來的人。

想要用香甜的奶茶度過悠閒時光的人。

雖然飲料種類與飲用目的各有不同，然而，對於你的身體而言，迎接一天開端的這一杯，當真能發揮正面效果嗎？你曾經用這樣的方式選擇過早晨的飲料嗎？

對於我的提問，有些人可能會覺得「何必那麼斤斤計較」。因此我想，大部分的人大概都是像這樣在腦中思考著關於飲料的選擇。

「喝咖啡補充咖啡因，應該能讓我感到清醒。」

「加了牛奶的紅茶能暖和身體，應該對血液循環有幫助。」

咖啡因確實有提神醒腦的作用；只要喝了溫奶茶，身體就能暫時感到溫暖；這一切都是事實。

然而，從我的脈診術觀點來看，由於咖啡豆是讓身體變寒的食品，對於身體原本就寒冷的人來說，極有可能造成血液的凝滯。

另一項飲品的紅茶確實有暖和身體的作用，但是如果加入讓身體變寒的牛奶或是砂糖，反而無法如實地發揮作用。

身體一旦變寒，脈搏就會趨緩並且變得微弱，相反地如果暖和身體，則脈搏的速度會加快，搏動也會增強。

在這裡我想特別強調的重點，並不是一起床馬上就喝咖啡比較好，或是喝紅茶比較好這件事。

也就是，究竟該選擇讓身體變寒的咖啡，或是讓身體溫暖的純紅茶，應該是要以起床時，你的脈象是如何狀態來做選擇，這一點非常重要。

如果你左手腕的脈是非得要用指尖用力按壓才能感覺得到的微弱狀態，那就顯示了你的身體偏寒。因此，一早起床喝的那一杯就可以選擇純紅茶或是日本焙茶等能暖和身體的飲品，這樣一來身體能舒適地甦醒，一天也能有好表現。

相反地，如果你用指尖觸診，發現你的脈是有力的搏動著，那就表示身體裡有多餘的熱。甚至可能是因為工作緊張而有壓力的狀態。

此時，如果飲用咖啡或是綠茶等具有讓身體冷卻功用的飲品，就會讓身體沉靜下來，光是這樣也能比較不感覺到疲勞。

當然，如果你的脈把起來，不特別地強或弱，感覺是很平穩的狀態時，就可以選

圖 2 ◆早起那一杯飲料請根據「脈」來決定

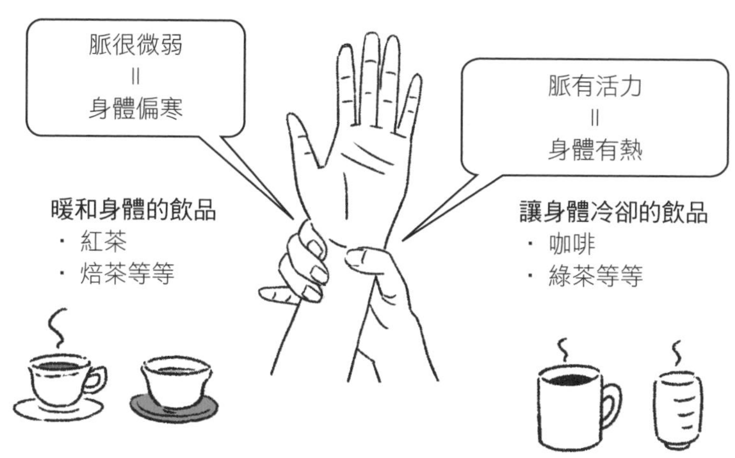

擇你喜歡的飲品。

只不過，大多數的情況下，應該不是特別強就是特別弱，保持平穩的狀態是很難得的。而且，脈的狀態不見得每天都一樣，如果你感冒（感染風邪）了，脈的狀態會是在皮膚表層快速的搏動。如果是睡眠不足、精神恍惚的那一天，你會發現比平常還要難感覺到自己的脈。

也就是說，如果你感覺自己睡眠不足、精神不濟的話，首先起來幫自己把個脈看看。

脈的微弱就等於是身體寒的表現，如果這時只想著「要用咖啡因振奮精神」，每天以咖啡來當作一早的飲品，長此以往，各位覺得身體會變得怎麼樣呢？

我想，充滿活力、神清氣爽地出門上班的日子，將永遠不會到來的。

把脈可知感冒前兆

假設從今日起三天內，你在工作上或私人領域有一件非常重要的事要完成。而且那是一個絕對不可錯過的活動，如果可以，你希望能用絕佳的身體狀態來迎接它。但是，你今天因為工作而感到很疲累，並且也感覺到喉嚨與鼻咽周圍有些不適感……

沒錯。你的身體狀況有些預料外的症狀正在發生。

如果此時剛好下班前，同事前來邀約，問你要不要下班後一起去喝一杯，或是問你能不能一起加班，你為自己該不該拒絕而感到困擾。

因為，即使想要跟同事聚會聊天或是想要跟著加班，若是忽略身體狀況而勉強自己去迎合對方，最終可能讓目前的症狀更加惡化而感染風邪。試圖迎和同事可能會讓他們開心，但如果因此在三天後的活動中，身體狀況不佳，那麼你自己的人生幸福感也會降低。

我希望各位在一開始決定要不要參加聚會或是要不要加班時，幫自己把個脈。尤其是那種還沒有明顯的咳嗽或是流鼻水的感冒症狀出現，但卻感到疲累、沒有精神的時候，更是希望各位能幫自己把個脈。如果那就是感冒前兆，那時你的身體裡已經正在發炎，應該可以從把脈就能察覺某些訊息。

此時，請試著量一下脈搏，看看跳動數量，將能有助於判斷。

一位健康的成人在平靜的情況下，脈搏搏動的正常範圍是每分鐘六十至八十次。尤其是那種明明既不是運動過後，也不是精神上受到強烈的衝擊而呈現興奮狀態，只不過是安安靜靜地坐在椅子上，脈搏數卻超過每分鐘九十下，就可以判斷為未來的幾天內一定會有感冒症狀出現。

此時，無論是同事的邀約或是需要加班，請務必要拒絕，並且回家休息、早早就寢才是。然而，如果此時是由我看診，我通常會特別交代患者一件事，就是「千萬不要吃維他命C。」

人們常常認為在罹患感冒後攝取大量的維他命C、或是吃橘子、吃營養補充品或是健康食品。

然而，雖然維他命C具有預防感冒的功用，但是一旦人體在免疫力低落時攝取，反而會增加胃部負擔。因此，如果自覺快要感冒時，或是身體已經有不適症狀時，請不要以「增加營養」為由，勉強患者吃東西。此時，請務必讓身體的免疫系統發揮作用。

相反地，如果你沒有感覺身體有任何不適，脈搏數也在正常範圍內，那就表示身體尚有元氣。此時，攝取維他命C將能完整發揮預防感冒的功效。

如果剛好有同事聚餐的邀約或是需要加班，請都婉拒，並且在回家路上購買維他命C含量豐富的柑橘類水果食用。這類水果除了能預防感冒之外，對於預防宿醉或是幫助身體消除疲勞都很有效。

現代人由於經常工作過度、操心過度、長期累積許多壓力，總是擔心自己的身體不健康。但是，如果抱著「對身體好」的想法而囫圇吞下許多營養補充品或是健康食品，我常接觸到的例子是，這樣做反而招致疾病或是導致疾病更加惡化。

身體會藉由脈象發出某些訊息，察知脈象當然可以讓我們預防疾病，但是，對於

圖 3 ◆用測量脈搏數來預知感冒的徵兆

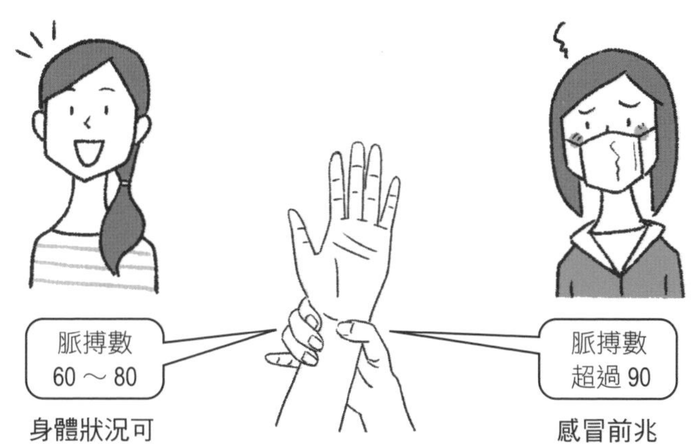

已經顯現症狀的身體，脈象也能給出應對的指引。

我的脈診術是藉由食物作為應對的基礎，食物能控制脈象。如同本書前言所說，未來的健康是今日一點一滴的小小選擇所累積的，也就是由自己親手建構的。

我的脈診術是把脈後，在使用漢方藥或是針灸等治療法之前，先以飲食建議為主。原因就在於，我們的身體是由食物所積累而來的，只有藉由飲食才能建構未來我們的身體。我相信這一點。

能使脈象維持正常的「食養術」

維持血流的平穩，關鍵在淋巴球充滿活力

我的脈診術是藉由察看脈象來決定如何攝取食物。

脈象微弱時，請食用暖和身體的食物。

脈象有力時，請食用冷卻身體的食物。

以上這些就是我的方針。

脈的搏動經常依著每天的行為與所處環境、以及精神狀態而變化著，宛如鐘擺一般擺動。所謂的脈正顯示血流狀態，所以，一旦太快太慢、太強太弱，只要長此以往將會招致疾病。

我的脈診術與以脈診術為基礎發展而來的選擇食物方法「食養術」是能夠讓血流

維持正常與平穩的有效方法。

一旦人體的血流能維持平穩將會如何呢？體內的淋巴球與顆粒球將充滿活力，免疫力因此提升，老廢物質將能順暢地排出體外。

東洋醫學的理論認為，維持生物的生命活動最根本的要素是氣、血與津液。所謂的「氣」是東洋醫學中獨有的概念。「氣」所指的是，驅動人類三大慾望與促使臟器運作的動力，也就是作為生命活動的基礎的無形之物。

而「津液」則是指，除血液之外，滋潤身體的體液。清澈的津液能使內臟受到滋潤，如此一來，就能使身體維持平穩的體溫，關節柔軟也能轉動順暢，肌膚與頭髮等體表部位也能保持潤澤。

另外，東洋醫學的想法認為，汗液、尿液與唾液皆為「津液」的代謝物。一旦津液不足，則身體乾燥，但津液過多時，則會引起水腫與疲倦感。

「氣」「血」「津液」三者關係密切，並使得生命活動得以持續，但深深影響著「氣」與「津液」的是「血」。

血液中所含有的紅血球負責將氧氣與營養運送至體內各細胞。也就是說，「血」負責的重要任務是將身體的能量，或說是引擎的「氣」運送至全身。

另外，由於「血」是由人體攝取的食物中的水分與體內的「氣」兩相作用所產生，但是一旦滋潤全身的津液不足時，「血」也會遞補幫忙潤澤身體。

「血」不僅將氧氣與營養運送至全身各個角落，也密切影響著內臟與肌肉的潤澤度。事實上，「血」的另一項重要的功能是預防身體受到感染。

而這樣的防禦作用是由白血球中的淋巴球與顆粒球負責。

因為會攻擊癌細胞而頗受矚目的自然殺手細胞就是淋巴球的一種。自然殺手細胞能預防病毒感染、破壞某種癌細胞增生。淋巴球正是站在身體防護最前線，與癌細胞纏鬥。但是，一旦淋巴球增殖過度，就會不斷消耗身體的能量（也就是「氣」），導致體力下降。

另一方面，顆粒球則是負責消滅細菌與真菌，讓身體免於感染。而淋巴球也與身體的過敏反應息息相關。有一說是關於花粉症或是氣喘等的過敏症狀與淋巴球增殖過多有關。

為了維持身體健康，無論是淋巴球或是顆粒球都應該維持平衡。比方說，當淋巴球與顆粒球維持平衡時，身體才開始有理想的基礎代謝規律，健康才得以維持。

體內的血液就是如上述般，肩負了維護我們身體健康的重要任務，同時載運著與身體相關的重要訊息。而能夠從體外觀察體內血流狀態與多寡的脈診，只要用摸的就能讓人輕鬆獲得體內資訊。

血液的原料就是每天的飲食。我所提出的「食養術」概念就是以能使身體製作出充足的「血」，並讓血流順暢為選擇食物的基礎。

選擇能讓血流平穩的食物

我所說的「食養術」，不但不需要每天製作特殊的菜餚，也不需要花費心力去製作不美味卻健康的飲食。

舉例來說，我所建議的「食養術」是指，到便利超商買一個梅子三角飯糰、或是昆布三角飯糰之類的輕鬆就可以做到的飲食建議。最大的好處是，無論是忙碌的媽媽們或是不擅於料理的男性朋友們，不問年齡與性別，任何人都可以輕易做到。

現代人常見的從眾現象，諸如，當媒體報導「可可對身體有好處」，人們就紛紛排隊購買；當聽聞「香蕉有助減肥」時，就改成每天早餐只吃香蕉。

我雖然認為，想要維持健康是一件好事，但我卻看見氾濫的養生潮流，人們只會隨著外在資訊起舞，卻忽略了最為重要的關鍵。

就以有助減肥、曾經尉為風潮的香蕉為例。

香蕉雖然是生長於炎熱的南方之國，然而那些在溫暖炎熱地方收穫的作物，多數都具有冷卻身體的作用。香蕉確實富含食物纖維，能調整腸道環境，但由於食用香蕉會冷卻身體，含有極多的鉀，因此是心律不整的人應該要小心食用的食物之一。

那我們來試想一下，身體長期偏寒的人，如果為了減肥而每天食用香蕉，究竟會有甚麼樣的結果。如此一來，身體將越來越寒，血流變得停滯，更別提能達到燃燒脂肪的效果。

那些街頭巷尾都在流行的、評價很高的健康食品或是飲食法，只要不適合你的身體就只會擾亂你的身體平衡，成為毒物。現代的許多健康風潮，總是忽略這個重要觀點。因此，有沒有效，每個人的差異非常大。

不單只是民間的健康風潮，就連醫院專業營養師所規劃的飲食法，有時也會損害患者健康。

記得某次，有位糖尿病患者來找我。他遵照醫院的飲食建議，採用限制醣類的限醣飲食法，這十六年來不吃碳水化合物與肉類。然而，自從採用這個限醣飲食法後，他自己感覺越來越沒有精神，又因某次跌倒後腳骨折，遲遲未能醫治，飽受長期疼痛之苦。

我用脈診術察看的結果發現，他很明顯地是營養嚴重失調。

因為飲食中不攝取碳水化合物，導致肌力低落，結果一腳沒踩穩就跌倒了。這真是沒辦法的事。只不過，因為跌倒導致髖關節受傷，腳部的疼痛因而未能治癒。再加上，醣類是大腦所需營養，如果都不攝取，因而導致腦部疾病，其實一點也不奇怪。

因此，對於他，我建議一天吃一些（即使一點點也無妨）能促進血流循環與溫暖身體的紅豆飯。

後來，他的身體狀況一天比一天好，回到醫院接受檢查後，結果也非常好。對於他，我並沒有開漢方藥，也沒有做其他特別的治療。我做的只是把醫院給他的飲食建議，調整為我因為他脈診而開出的食養術內容，目的是控制血流順暢而已。

不論想要預防疾病或是希望瘦身，首要條件都是維持血流平穩順暢。只要把脈診與食養術納入日常飲食生活中，絕對比盲目地吃那些無法確知療效的健康食品，總是擔憂著醫院的健康檢查結果的方式，要來得對自己的身體更有覺知，效果也是立刻可見的。

原因就在於，脈（等於血流）不同於大腦，它是不會欺騙你的。

大腦會說謊，但血流不會

只要輕輕碰觸橈骨動脈，就能察知目前的身體狀況

人只要處於疲勞中或是壓力下，腦內神經傳導物質的平衡就會受到影響，此時就會無法正常思考。這樣的狀態就如同墜入情網的人，總是認為戀愛對象是完美無暇一般。

對於總是工作過度、累積壓力的現代人來說，最為恐怖的，莫過於大腦的疲勞，而非身體的疲勞。

因為人在累積超過負荷的壓力時，腦內神經傳導物質就會失去平衡，因而有人會變得鬱鬱寡歡、有人會變得暴躁易怒，結果造成工作上的成績無法提升、人際關係發生障礙，甚至連日常生活都受到方方面面的影響。

一旦人體累積了慢性疲勞、腦內神經傳導物質失去平衡的狀態成為常態時，人甚至無法察知自己所累積的巨大壓力與疲勞。在此情況下，不只思考力與判斷力變得低落，甚至連人生的幸福感也無法感受到。

這樣的人首先會罹患憂鬱症等心理疾病，然後是某日突如其來的腦部疾病，或是失智症。

「我還很健康，還能繼續奮鬥。」

我們常可看到，許多明明總是笑容滿面、衝勁十足的人突然間倒下，檢查結果是蛛網膜下出血。有些人雖然不至於罹患如此重病，身體卻已經在慢性疲勞的狀態，如早晨起床總是感到疲累、一到假日就什麼事都不想做，一覺睡到下午等等。而現在有很多人的生活方式正朝著這個方向前進。

如果讓我遇到上述那些人，只要用我的脈診術一下子就能知道，他是否真心覺得幸福、是否打心底感到放鬆。即使已經疲勞的大腦對自己謊稱「不覺得疲勞」，沒有情緒的、在人體內流動的血流絕對會很真實地呈現身體狀況。

如果你對自己身體有些擔心，不妨現在就幫自己把個脈看看。

把脈的方法請參見第50頁，如圖將食指、中指與無名指輕輕碰觸左手腕的橈骨動脈處即可。

其中，右手食指所碰觸的地方是1號脈，代表的是腦部的血流。

試著輕輕觸摸1號脈，你是否能感覺到脈的搏動？如果感覺不到，請再用點力下壓一些，應該就能感覺到有一個點正在搏動。如果不知道脈的搏動是強或是弱，請試著與2號及3號脈相比較看看。

如果把脈時，非得要用點力才能摸到脈，就表示你的大腦正處於疲勞狀態。你或許長時間來，為工作或人際關係感到強烈的壓力；或許正為無法對外人說的事深深感到困擾與不安。

相反地，如果1號脈比其他的脈都來得快而強，則表示人正處於思考或是情緒高張的興奮狀態。如果忽略這個狀態，那麼大腦將會感到強烈壓力，所以請在疲勞變成慢性化之前，好好休個假，轉換心情，或是喝杯能讓身體冷卻的咖啡等等。

當我們想要消除煩惱或是不安時，理當要有消除造成煩惱或不安的原因的行為與

圖 4 ◆ YUMIE PULSE　脈診法 基本 按壓的部位

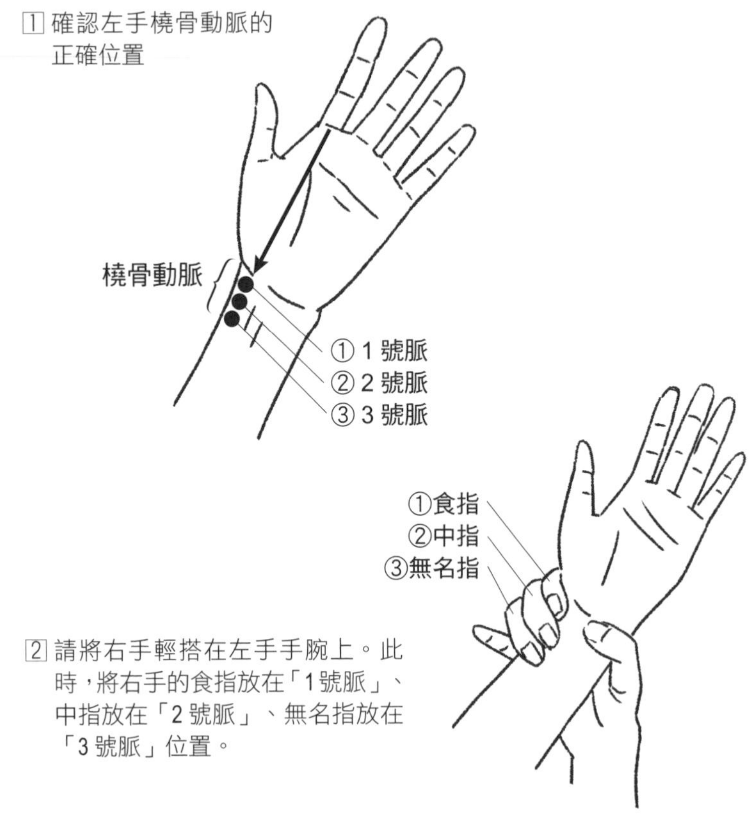

①的位置位於左手掌的食指垂直延伸往下與手腕的皺摺線交叉的地方。找到後，依序把中指與無名指放上即可。要點在於手指與脈呈垂直。請不要想得太難，只要找到輕易能感到脈搏的地方就好。

以三隻手指各自碰觸到脈後來確認脈象。如果感覺不到脈象，就慢慢地施加壓力直到能感覺到脈動即可。

意願。然而，一旦在腦內神經傳導物質失去平衡，使得人無法有正常的思緒時，即使努力想要消除煩惱或是不安，不但會變成是勉強自己去做不想做的事，或是因為覺得自己很糟而過度努力。

以上狀況正是隨著大腦發出的「謊言指令」而起舞的狀態。這樣的人們將會陷入錯誤迴圈裡，並在不知不覺中而使得心生病了。

我希望各位能在情況發展成那樣之前，一定要先試試看我所主張的食養術。腦力低落時，每天吃十顆左右的杏仁可以幫助提升腦力。因為杏仁富含油酸與維他命E等能活化大腦的必要營養素。

如果不喜歡杏仁的人，建議可以改吃葡萄。或是在午休時刻，吃一點葡萄口味的甜點也無妨。最近便利超商開始販賣多種甜點，每天嘗試一種新口味，為生活增添樂趣外，也能為心情帶來好影響。

對未來能懷抱希望，並且有個努力的目標持續努力是件好事。但是如果實現夢想中途，感到挫折或是感到痛苦，請不要只想著努力調整心情與情緒，請同時務必試著聽聽自己的脈象。

我再說一次，就算大腦會欺騙你，你的脈象不會欺騙你。
特別是身心都已經相當疲憊的現代人更適合脈診。

只要把左手腕的脈即可自我把脈的方法

為何橈骨動脈能讀取身體的訊息

究竟透過脈診術能為我們的自我照護帶來什麼好處呢？我想，從前面章節的敘述中，各位應該能有些概念了。

關於脈診的方法，是以大約兩千三百年前的中醫學為基礎。一般中醫是以患者兩手手腕各三處的脈象為準。而且，根據把脈的深淺，所觀察的臟腑也不一樣。

所謂的臟腑是指五臟六腑。五臟包含了肝臟、心臟、脾臟、肺臟與腎臟，六腑則是指膽、小腸、胃、大腸、膀胱與三焦。

傳統的脈診法是依左右手各別不同深淺部位的脈象來察看這些五臟六腑的資訊

的，而這左右手共六個部位的脈診稱之為六部定位診。

那麼，為何在YUMIE PULSE中，要用到手腕橈骨動脈的脈診呢？接下來讓我來說說其緣由。

前一頁中，曾經提到「氣」「血」「津液」，說到底，中醫學傳統的脈診所讀取的資訊並不是血流的資訊，而是從血流與血的狀況所得知的「氣」的狀態。

人藉由飲食經口攝取食物，並進一步在胃中消化吸收食物。這在東洋醫學中稱之為「胃氣」，而這個「胃氣」會上升到胸部，藉由肺與心臟的力氣運送至全身，以維持人體生命活動。

被送出的「胃氣」會成為各個臟器的「氣」，與血液循行各個臟器。然後，由心肺所送出的血液在遍巡全身後，再度回到心臟。

像這樣成為一個循環的路徑，在東洋醫學的世界中，稱之為「經絡」。「經絡」也就是氣與血的通道，血液在經絡間流過，因而取得身體所有的資訊。也就是說，如果身體某處有瘀阻、或是某處正在發炎，血流就會顯示那樣的訊息。

尤其手腕的橈骨動脈是從人體外部最容易經由碰觸而感到脈動，而且也是最容易察看的部位。在中醫學中，將手腕這個部位稱之為「寸口」，如果將手掌平放，則由上而下依序為「寸口」「關上」「尺中」。

這三個部位也就是圖4（50頁）所介紹的1～3號脈。在中醫學中將人的身體分為三的部分，也就是所謂的「三焦」。從胸部往上稱為「上焦」、胸部以下到肚臍稱為「中焦」、肚臍以下的部位稱為「下焦」。

於是，橈骨動脈的三個脈分別表示，1號脈是上焦的狀態、2號脈是中焦的狀態、3號脈則是下焦的狀態。

但是，我所主張的YUMIE PULSE則只使用左手腕的橈骨動脈來察看身體狀態。原因在於，橈骨動脈是血液送出心臟後最遠的動脈，我認為左手的橈骨動脈集合了身體所有的訊息。

我的脈診術雖然是這些年來，經過我幫三萬六千人把脈後，長年的研究與經驗累積而來的獨創手法。然而，對於一般人來說，在日常生活中幫自己把脈時，要幫自己左右兩手的六處診脈，事實上相當不容易，如果不具備相當的知識，要幫自己診斷實在是難上加難。

圖5◆1～3號的脈與臟器的關係

1號脈
從胸部往上的部位
頭（腦）、心臟與肺臟等

2號脈
腹部的部位
胃、大腸、小腸、肝臟、胰臟與膽囊等

3號脈
下腹部到下半身的部位
腎臟、膀胱、內分泌系統、前列腺（男性）、子宮與卵巢（女性）等

經1～3號的脈診可以得知詳細的身體狀況（細節請參照77頁）

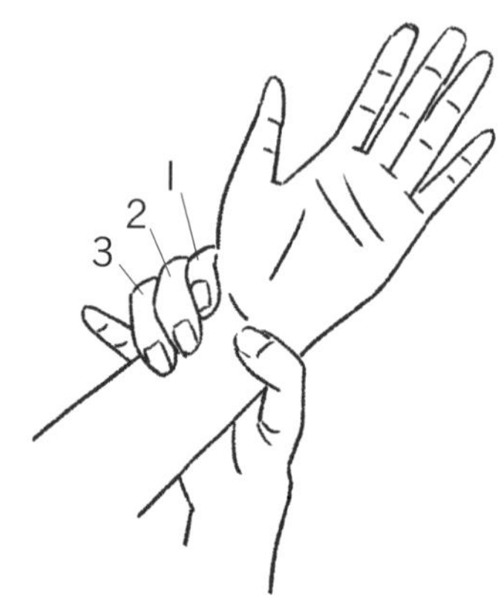

所以，我覺得各位在幫自己把脈時，只要把左手腕的脈即可。

如果之前身體的某個動脈曾有阻滯發生，則左手的橈骨動脈的脈動會變得微弱，甚至指尖將很難感受到脈的搏動。我們可以藉由1～3號脈的脈診來追溯到，究竟身體的哪個部位有瘀阻與異常狀況發生。

接著，讓我們先了解1～3號的脈與身體的哪些部位有相關聯。

1號脈……胸部以上的部位＝頭（腦）、心臟與肺臟等

2號脈……腹部的部位＝胃、大腸、小腸、肝臟、胰臟與膽囊等

3號脈……下腹部到下半身的部位＝腎臟、膀胱、內分泌系統、前列腺（男性）、子宮與卵巢（女性）等

請不要想得太複雜，只要記得全身大略分為三個部分：依序為1號脈為胸部以上的部位、2號脈為腹部的部位、3號脈為下腹部到下半身的部位。

診脈時，請以約八公克的重量為基準

實際上幫自己把脈的結果，應該會是有的人在接觸到皮膚淺層時就能感覺到脈的搏動，但有的人卻毫無感覺。另外，有的人是感覺得到1號脈，卻感覺不到3號脈，這樣的情況確實是會發生。

把脈時最容易令人感到困惑的是，把脈時，究竟應該用多大的力氣去按壓。

我通常會建議大家把脈時用約八公克的重量按壓即可。實際上說，八公克大約就是輕輕觸摸的狀態。也就是，把脈後手腕上大約會留下一個隱約的指痕的程度。比

方說，把手指放在火鍋豆腐上，放開手指後不會在豆腐上留下任何痕跡的壓力。

幫自己把一下脈看看，是不是感受到脈的搏動了呢？如果這樣就能感覺到，表示你的脈是比較有力的。

如果把脈一陣子還是沒有任何感覺，這時請在指尖上再施加一點點力，慢慢地按壓到較深層的位置。你一定能找到有感覺脈動的位置。

如果非得施加較多的壓力才能感覺到脈動，比如說用九公克的力還是感覺不到脈動，就表示脈弱，體內有血瘀阻。

試著觀察一下，脈動強與弱的位置各是幾號的脈呢？請各位把脈診結果與先前介紹的相對應身體位置對照看看。

雖然下一章我們才會深入介紹脈診法與應對方法，但是最重要的是要養成習慣每天幫自己做做脈診。早上起床後、準備就寢時、在公司認真工作時等等，請務必記得時刻幫自己把個脈。

明明早上起床把脈時，完全感覺不到1號脈，到公司開會後卻能感覺到脈象變強；或是在午休後突然活潑起來等等，即使是同一個位置的脈也會因為每天時刻的變化而有所變化。

也就是說，我的脈診術邀請各位做的是，掌握你現在身體的聲音。然後再基於那個聲音，選擇當時最適合的食物、採取最適合的行動，這正是YUMIE PULSE健康照護的核心概念。

當然，如果傾聽所有來自身體的聲音，並試著全數加以因應，這樣一來，我們的生活就會被脈診與尋找食物填滿，再也沒有多餘的時間去做其他事。

但是，真正的日常生活是，即使想要規律地吃頓飯也無法做到、工作或是他人不可能總是配合我的狀況。即使今天感覺身體又疲累又寒，還是因為應酬喝了大量的啤酒，最終坐了末班車回家，這樣的日子也是日常。

說到底，日常生活中總是有莫可奈何的狀態：為了在現在社會上生存，即使個人肉體上有多不舒服，都有非得振作起來奮鬥的時候。而我的脈診術不是要各位放棄原本的生活方式。

我希望運用我的脈診術與食養術來幫助各位現代人，當你的生活習慣與外來的壓力為你的身體帶來損傷時，運用脈診這個自古流傳的智慧來察知身體狀態，並藉由食養術來將損傷減低至最小。如此一來，不但能將身體所受的損害加以恢復，也能防範疾病於未然，讓各位能因此精力滿滿地延長「健康壽命」。

這正是我的脈診術YUMIE PULSE的核心概念。

正由於這是能使用一輩子的健康照護法，所以原理簡單，任何人只要理解就能上手，並長久使用。

我的脈診術的基本有兩種脈象，一是火山熔岩脈，一是冰河脈。各位可能會驚訝於太過簡單。然而，藉由任何人都能輕易判別的脈診，將讓你的身體狀態在短短數日內就有驚人的改善。

支持日本戰國武將的脈診

日本的醫學在室町時代（1338年到1573年）之前深受中國醫學的影響，就連脈診也是從中國傳來的診療法。

在中世（1192～1573年）之前，日本的醫師是以中國傳來的漢方與經絡等知識（書籍）來為患者治療的，但是進入安土桃山時代（1576年）開始，出現了更為實施臨床治療的醫師。代表性人物有關東名醫的田代三喜，以及他的弟子曲直瀨道三，後者活躍至江戶時代初期，也是著名的醫師。

人稱脈診專家的田代三喜重視的是藉由細細地為患者脈診，並依據患者的狀態來開藥治療，而不是照本宣科地治療。

曲直瀨道三因為深深佩服田代三喜的堅持，於是決定要跟隨田代三喜學醫。後來，他進出皇室，並因為為毛利元就與織田信長等武將治病而聲名大噪。

因為這些醫家的受歡迎，使得從中國傳來的漢方醫學得以更為臨床、更有實證經驗，讓日本有機會發展獨自的醫學。因為曲直瀨道三的活躍，使得戰國武將有機會見識到脈診與針灸治療的力量，所以武士之中也不乏熱心學習東洋醫學的人。

支持日本戰國武將的脈診

據說，六十歲取得天下、活到七十五歲的德川家康就是個健康狂熱分子。他不單只是重視漢方醫學、身邊有位名醫之外，他還盡力培養漢方醫學人才，另外也從國外買進外國的醫療書籍，自己專心研讀。

另外，說到特殊人物，非伊達政宗莫屬。他因為醉心於脈診的妙技，而自己研發出獨創的脈診術。

而曲直瀨道三也留下以下這樣的小故事。

某天正在某個漁村為村民們把脈的道三從所有漁民的脈中得知「將有海嘯來臨」，並指導村民逃難。

據說，那時村民們的脈，把起來都是死脈。果然沒多久之後，海嘯來臨，村莊因而遭到破壞。而那些及時逃到高台的村民們的死脈就此消失。

雖然我們不知道這個故事的真假與否，但在那個既沒有醫藥用品也沒有心電圖的時代，只憑從手腕的脈所取得的資訊就能知道患者狀態的脈診，確實有幾分神秘色彩。

實際上，曲直瀨道三所流傳下來的脈診與穴道相關知識，至今仍活用於針灸治療上。

在西洋醫學至上的現在的醫療現場中，像古時候施行脈診的醫師並不多見，但僅僅在幾十年前，因為感冒去醫院就診時，用脈診給予病患建議的村落名醫可是隨處可見。

而我自己所獨創的脈診法則是以脈診與食養術、以及針灸等東洋醫學為基礎，並以治療疾病與傷科處置為目標，必要時借助西醫的外科手術為整體概念的方法。

東洋醫學的長處是透過細細診療患者的身體狀態，從而讓患者從未病狀態重新獲得健康。另一方面，西洋醫學則是擅長以手術與投藥去除癌症等，對於已經生病的身體做處置。

我不是要談論東洋醫學或是西洋醫學孰好孰壞，而是希望能創造讓兩者各自發展其優點的新時代醫療型態。這也正是我的脈診法YUMIE PULSE所要發展的方向。

Chapter 2

你的脈是火山熔岩脈還是冰河脈？

你的身體是溫暖的還是寒冷的

你的脈是火山熔岩脈還是冰河脈？

苦於身體過寒的現代人非常之多，因此以袪寒為主要訴求的健康照護、暖和身體的各項商品蔚為潮流，甚至大賣特賣。

我累積了為許多患者把脈的經驗，深切感受到現代人的身體非常之寒，體寒將是引發身體與心理疾病、不孕症的溫床。

除了體寒，現代人卻也積聚了太多的熱在體內無法發散，因此出現了皮膚乾燥、消化不良的狀況，明明身體正在不斷冷卻，卻讓自己的頭腦忙得停不下來，這樣的人非常多。

許多人嘴上說著「我超怕熱」，實際上卻是虛冷症患者。這樣的狀況並不罕見。

他們明明體溫維持36到37度之間，而且非常平穩，卻由於慢性壓力使得腦部血流瘀阻，因為這樣而身體不平衡。

然而，如果用我的脈診術觀點來看，我覺得現下最最重要的是，好好傾聽你身體的聲音。有時候，大腦以為的「我身體很寒」只是個謊言，但如果從脈象來看，則無論如何都是真的。

以我的脈診術所得的許多案例可以知道，想要了解你的身體是否正處於寒性，方法非常簡單。

首先要判別你的脈象是屬於哪一種，是火山熔岩脈或是冰河脈。藉由清楚查知自己的脈象，再好好應對，你將發現身體狀態確實在改變。

火山熔岩脈與冰河脈

首先，請各位回想一下，前面章節說過的把脈法。

大約是八公克的按壓重量，請把右手的食指、中指與無名指分別搭上左手手腕的三個位置。

火山熔岩脈與冰河脈的判別方法很簡單，只要像我前面說的搭上手腕，用八公克的重量觸摸橈骨動脈，馬上就能感受到脈的搏動的就是火山熔岩脈。如果再多點力道，如九公克的壓力按壓只能感覺到微微的脈動，那就是冰河脈。

一般來說，火山熔岩脈的人，體內中央多半有熱積聚著，而那個熱大多無法發散。這類人的特徵是，總感到腸胃狀況不好、情緒很煩躁，早晨雖然還算有精神，但到了傍晚就容易感到相當疲憊，常處於焦躁不安的狀態。

另外，冰河脈的人由於血流瘀阻，淋巴液的循環不順暢，體內不斷地累積疲勞物質。他們常顯得體力不足，對任何事都提不起興趣。這類人經常會不擅長運動、怕冷、身體有水腫現象。

關於這兩種脈象，我是以火山熔岩等於熱，而冰河等於冷的意象來加以命名。我的脈診術是以更為複雜的方式來判斷患者的脈象，但我覺得如果要讓一般人都能輕易將脈診術運用在日常的自我健康維持上，那麼這兩種脈象就足以幫上忙。

圖 6 ◆ YUMIE PULSE　脈診法　基本
判斷你是火山熔岩脈還是冰河脈

脈搏微弱不明顯

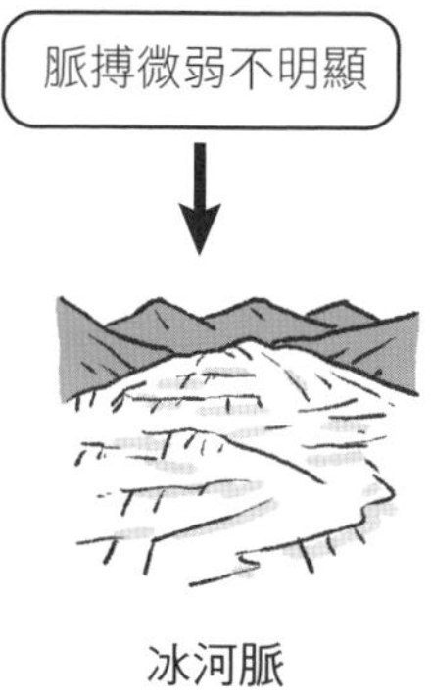

冰河脈

身體正處於有裏寒的狀態。請攝取能溫暖身體的食物，採取能暖和身體的行動。

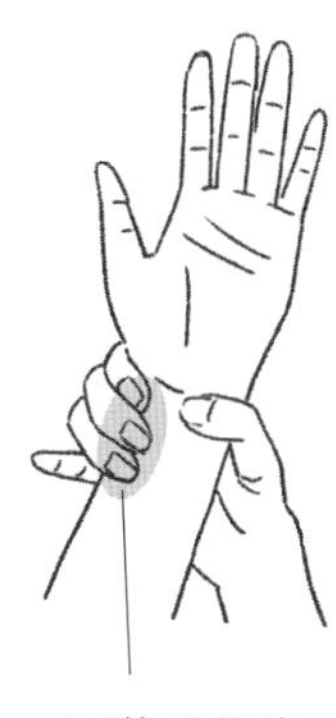

三隻手指來判斷全身狀態

脈搏強而有力

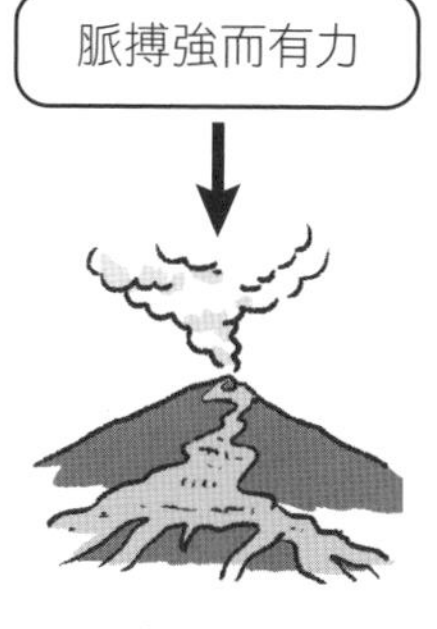

火山熔岩脈

身體正處於有裏熱的狀態。請攝取能冷卻身體的食物，採取能讓身體緩和下來的行動。

各位判別出自己的脈象後，接著要有所應對，方法就是，火山熔岩脈的人要攝取能讓身體冷卻的食物，多採取能讓身體降溫的行動。另一方面，冰河脈的人們則要攝取能讓身體暖和起來的食物，多選擇能讓身體熱起來的行動。而關於應該攝取的食物類型，之後將會詳盡解說。

脈診術的診斷順序大致是這樣：首先把三根手指放在各自的位置把脈，看看自己是屬於哪一種脈。如果是三根手指一搭上脈就能感覺到脈動，此時的身體狀態總得來說，是屬於火山熔岩脈，相反的話，則偏向冰河脈。

吃飽飯後、洗澡後、運動過後等當身體處於過度緊張狀態時，脈象就容易產生變化，因此我建議一開始請在家中的放鬆狀態下幫自己把脈。

如果各位已經輕易能判別火山熔岩脈與冰河脈，我們再進一步來看看三個位置的脈象各有什麼差異。藉由專心診察1至3號脈各自的脈象強弱與搏動速度，就能找出身體某處有什麼樣的不適狀態。

以我多年來所累積的診療經驗，我發現日本人屬於冰河脈的人佔壓倒性多數，以我個人所收集的統計數據來看，大約是每十人中只有一人是火山熔岩脈。

而有趣的是，杜拜的當地人則是相反。在杜拜，冰河脈的人要算是少數，多數的人是火山熔岩脈。由於杜拜是個沙漠國家，我想主因就在於，他們每天所攝取的飲食與生活習慣，以及氣候。

如果你幫自己把脈卻無法判斷，比方說，你能很清楚感覺到2號脈，卻對於1號脈與3號脈毫無感覺，此時你就算是冰河脈。火山熔岩脈的人是只要搭上脈，三個脈都會是清楚有搏動感的，而且一下子就能辨別。

關於1到3號脈各自的詳細診斷方法，我之後會說。但大致上來說，分成速度快、強度高的脈、明顯感到脈動薄弱的脈等都是體質不良或是有疾病因素隱藏的狀態。無論如何都請記得，這些狀態都需要調整身體。

而我的應對方法，基本上不會使用到漢方藥或是營養補充品、健康食品。我主要是以更改日常的飲食，也就是以食養術來應對。

成人正常時的脈搏是每分鐘六十到八十下，不論是火山熔岩脈或是冰河脈，如果某人的脈搏每分鐘超過九十下，有可能馬上就要感冒或是生某種病了。

此時，依每個人的狀態不同，我有可能會建議患者盡早睡覺或是充分喝水，而不是使用食養術。

不論如何，脈象太強或是太弱，太快或是太慢，都是血流有異常發生的警訊。只要攝取能讓脈象變得平穩的食物，血流就會有所改變，身體的循環也會變好。

用三個脈象與穴道，馬上掌握你的身體訊號

究竟是脈的搏動還是穴道疼痛

接下來，讓我們具體來看看，三個脈的強弱究竟代表身體所發出的哪種訊息呢？有所了解後，說不定那些訊息剛好跟你平日有感的症狀或是擔心的狀態有關。

比方說，即使同樣是冰河脈的人，有時候1至3號的脈各自的強弱與快慢會不一樣。請找出差異處，再參照接下來的脈象對照看看。比方說，1號脈非常弱且緩，那麼就請參照「感覺1號脈很弱時」的項目。

但是，請記住一個重點。前一章所提的，已經確定整體脈象為冰河脈的人，不會在1號的脈象上出現火山熔岩脈。火山熔岩脈的人請參照火山熔岩脈的應對法，冰

圖 7 ◆ YUMIE PULSE　脈診法 基本
1 ～ 3 號脈的診斷

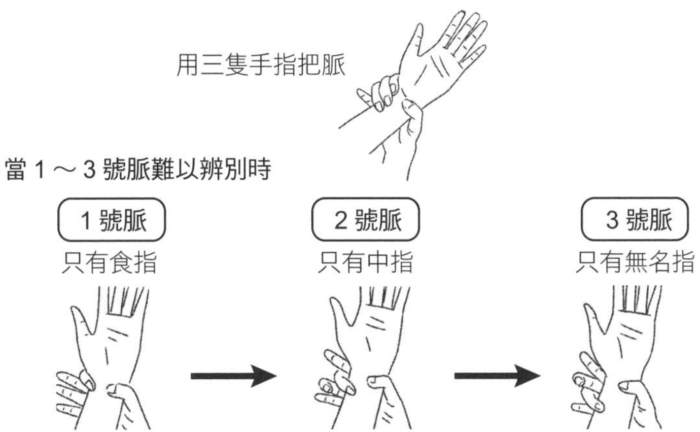

以各隻手指分別判斷脈的壓力、律動、速度

河脈的人請參照冰河脈的應對法。

三個脈的診斷有些高層次，所以，接下來我也會介紹，一旦對於診斷感到迷惘，也感到各有異常發生時，同時可以拿來作為檢驗的穴位。就算不能用脈的搏動狀況來判斷身體狀況，也能用手指在指定的穴位按壓來察看，看看是不是有痛感，如果有痛感就表示該臟器是虛弱的。

〈脈診〉

三根手指各有所表示

1 號脈

1

感覺到脈很強時

▼

表示，大腦有過多的血液流經，交感神經非常活躍。身體的狀況有睡眠不足、眼睛疲勞、肩頸僵硬。

忽略不管的話……

容易罹患腦出血、蛛網膜下出血

應對法

●火山熔岩脈的人
每天一盒納豆

●冰河脈的人
每天一杯納豆味噌湯

感覺到脈很弱時

▼

表示身體累積了疲勞，大腦功能低落。身體處於慢性運度不足、體力不足的狀態，對事物沒有興趣與衝勁、容易感到疲勞。

忽略不管的話……

容易罹患腦梗塞、失智症

應對法

●火山熔岩脈的人
每天十顆無鹽杏仁

●冰河脈的人
每天十顆有鹽杏仁（僅限天然日曬的海鹽）

應再做確認的穴位

腳部大拇指的指甲生長處附近，或是指甲兩側，按壓有痛感。

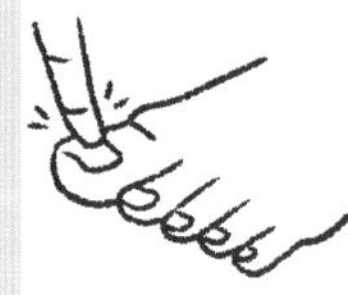

〈脈診〉

三根手指各有所表示

2 號脈

2

感覺到脈很強時

▼

脾臟有熱邪。身體累積了過多的壓力，攝取過多的食品與碳水化合物。主要特徵是，脈診時感覺有點狀突起。

忽略不管的話……

容易罹患糖尿病

應對法

●火山熔岩脈的人

請攝取苦瓜與能冷卻身體的食物，佐以醬油與砂糖等調味料

●冰河脈的人

請攝取苦瓜與能溫暖身體的食物，佐以鹽巴或是味噌等調味料

感覺到脈很弱時

▼

表示胰臟的功能低落。體力也變得低落，攝取過多酸味濃烈的食物。

忽略不管的話……

容易肝功能低落、罹患胰臟炎

應對法

●火山熔岩脈的人

請攝取蘋果加蜂蜜、日本青森縣的青實蘋果

●冰河脈的人

日本青森縣的青實蘋果

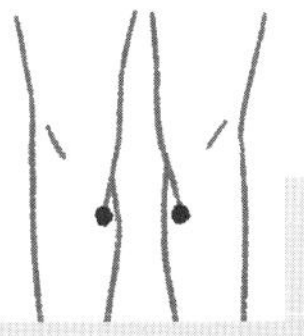

應再做確認的穴位

陰陵泉。位於在小腿內側的脛骨內側髁下方凹陷處。如果按壓後是右邊痛則表示甜食攝取過多，如果是左邊痛則表示醋等酸味食物攝取過多。

3

〈脈診〉
三根手指各有所表示

3 號脈

感覺到脈很強時

▼

表示，腎臟有發炎的現象。你正為半夜起床尿尿感到困擾、而白天容易憋尿。這是慢性水分不足的狀態。

忽略不管的話……

容易罹患腎炎

應對法

- ●火山熔岩脈的人
  西瓜
- ●冰河脈的人
  西瓜加鹽巴（僅限天然日曬的海鹽）

感覺到脈很弱時

▼

如果是女性，表示輸卵管與卵巢偏寒，多數人正煩惱著自己不容易受孕。男性則有前列腺障礙等問題。總是尿不乾淨，有殘尿感。

忽略不管的話……

容易腎功能低落，容易罹患不孕症、前列腺障礙

應對法

- ●火山熔岩脈的人
  紅豆湯、包有紅豆餡的大福
- ●冰河脈的人
  紅豆飯、山藥

應再做確認的穴位

腳部大拇指的指甲生長處內側，或是小指內側，按壓有痛感。

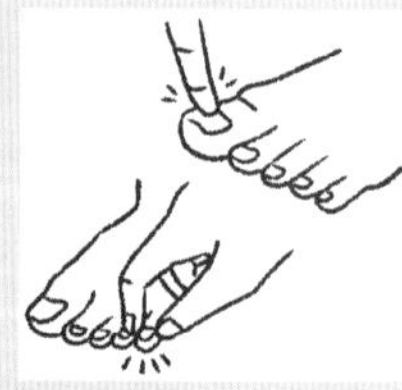

從三種脈的強弱脈象，讀取疾病的訊息

三種脈的脈象強弱傳遞身體詳細的狀態

目前為止，我已經用了不少篇幅跟各位介紹關於1到3號脈的強弱各代表著身體如何的不適症狀，並且也說明了最基本的判別方法。

首先是，平常要幫自己把脈，並確認最能感到特殊的脈是1到3號脈中的哪一個。光只是這樣的訊息，就能幫忙各位在選擇做出行動前，能因應身體的訊息做出最適決定，例如，今天肝臟疲勞就不要喝酒、大腦血流量過多就不要排太多行程等等。

只要持續做這簡單的兩步驟，就能讓身體變得輕鬆，如果你越來越熟悉幫自己把脈，就讓我們繼續挑戰，學著看看1到3號脈的各種組合。

綜合觀察各種組合的脈象，對於現在自己的健康狀態，將更能掌握尤其是虛弱的那個部分。我們當然要防範大病於未然，但是對於當懷疑自己是否罹患某種疾病而感到不安時，把脈所得的身體資訊也有助於幫忙判斷是否該去就醫。

前面已經針對火山熔岩脈與冰河脈、脈強或脈弱的簡單判斷方法多做說明，接下來，要針對各種綜合的脈診以「強、中、弱」分類加以說明。首先是，脈象的判別方法。

這個方法的大前提是，脈搏動的動脈位置是固定不變的。如果因為用力按壓也感覺不到脈象而認為動脈在更深的位置，或是因為一摸就摸到脈動而以為動脈在比較淺的位置，那是很大的誤會。

一摸就摸得到的火山熔岩脈，因為血流較強而使得血管被繃緊，因此才能在皮下較淺的位置就感覺得到。因為火山熔岩脈是由血液供給過多所引起的。此時，多數的情況下，我們可以判定，此人體內某處有發炎現象。可能是病毒等入侵，身體正在抵抗，因而白血球中的淋巴球大量增加中。

圖 7 ◆ YUMIE PULSE　脈診法 應用
手指按壓脈的強度示意圖

〇＝強　△＝中　╳＝弱

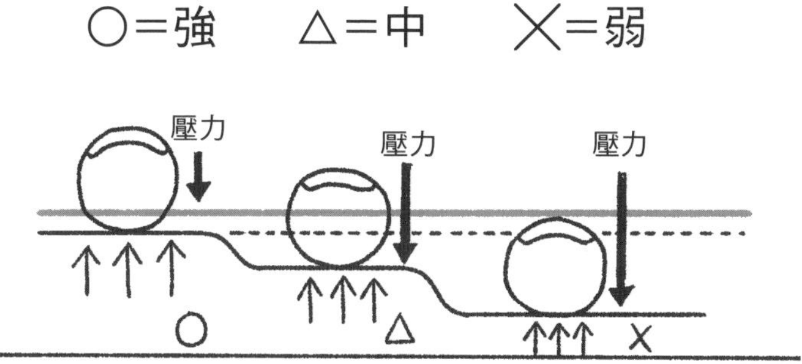

以手指觸壓的強度來看，只是觸摸就能感覺到，是「強＝〇」，需要加點壓力就能感覺到，是「中＝△」，非得用力不可感覺到，是「弱＝╳」。另外，如果在同等壓力下，每分鐘搏動超過九十下的脈搏，則這樣表示〇→◎、△→〇、╳→△，即往上一個層級。相反的，如果脈搏低於每分鐘六十下，則往下一個層級，〇→△、△→╳。

與火山熔岩脈相反的是，用力按壓也不見得能把到的冰河脈。但冰河脈並不是沉在底下的意思。而是因為內臟某處有瘀阻，使得血流狀況變差，才因此難以感覺得到脈動，非得要用力按壓才行。此時，很難不令人聯想到，體內某處有血栓、血液很濃稠。同時，身體處於非常寒的狀態中。

相信各位看了圖7之後，更容易有概念。當我們綜合來看脈象的時候，首先要先分辨自己是火山熔岩脈或是冰河脈。然後，再感覺一下1∫3號的脈，搭配血流通過血管的量，來判別出各是「強＝〇」「中＝△」「弱＝╳」哪一種。

例如，冰河脈的1號脈象很強，2號脈象普通，3號脈象很弱，那麼你的脈象就能寫成「冰河脈的○・△・╳」。

那麼，究竟該如何判別出脈象的「強中弱」呢？其實不需要太嚴謹，請試著以手指感覺看看。

如果輕輕觸摸就能感覺到脈，那就是「強」。

需要再多一點壓力就能感覺到脈，那就是「中」。

已經沉到皮膚底下，需要花更多力氣才感覺得到的脈，就是「弱」。

脈象中也有只要輕輕觸碰就能明顯感覺得到，比其他脈象還要更強烈地拍打著的、而且搏動快速的「強強＝◎」的脈象。

下下頁的圖8與圖9，我整理出診療經驗中常可見的代表性脈象組合。從這些脈象組合有時候可以判讀出，患者實際上正罹患某種疾病，但多數情況下，是意味著該患者可能容易罹患某種疾病。

但是，如果因為這張表格而發現與自己有類似的脈象時，請不要有過多的焦慮。

因為，表格中，我也把因應各種脈象組合，讓脈象回復平緩的食材與生活建議也一併寫上了。當然，如果你還是擔心，可以前往醫院檢查看看，或是採取針灸治療也行。

我的脈診法不單只能運用在各位自己身上，當家人或是好友感到身體不適時，也請參考圖8與圖9來幫忙診脈以為參考。

圖 8 ◆依據不同脈象組合來看各種疾病的可能①

疾病名稱	脈象的各種組合			改善狀況的食材	
	脈 1	脈 2	脈 3	火山熔岩脈	冰河脈
花粉症	中 △	強 ○	強 ◎	蘆筍	柳丁
肝炎	弱 ×	強 ◎	中 △	蘋果醋	蘋果加天然日曬的海鹽
肝硬化	弱 ×	強 ◎	中 △	蘋果醋加蜂蜜	鹽麴加蘋果
心臟衰竭	強 ○	中 △	中 △	苦瓜	苦瓜加鹽加味噌
心肌梗塞	強 ○	中 △	弱 ×	蕗蕎（蕎頭） 三大顆	蕗蕎五大顆以上
腦中風 （高血壓）	強 ◎	弱 ×	中 △	番茄	葡萄
肺炎	強 ○	中 △	弱 ×	蓮藕、茄子	蓮藕、茄子灑上少許的天然日曬海鹽
腦動脈瘤	中 △	中 △	強 ◎	醋洋蔥	鹽麴加洋蔥
腎炎	弱 ×	弱 × （整體來說是偏強）	強 ◎	西瓜	黑芝麻
過敏症	中 △	強 ○	弱 ×	勿吃柑橘類	勿吃柑橘類
帕金森氏症	中 △	強 ○ （整體來說是偏弱）	強 ○	秋葵	毛豆
憂鬱症	弱 ×	強 ○	弱 ×	杏仁	鹽味杏仁
子宮肌瘤	弱 ×	弱 ×	強 ○	紅豆湯、紅豆飯	紅豆、紅豆飯加黑芝麻
膽囊炎	中 △	強 ◎	強 ○	醋洋蔥	洋蔥味噌湯

圖 9◆依據各脈象組合來看各種疾病的可能②

疾病名稱	脈象的各種組合			改善狀況的食材	
	脈 1	脈 2	脈 3	火山熔岩脈	冰河脈
胃炎	強 〇	強 ◎	中 △	蘿蔔苗	味噌湯加蘿蔔苗
前列腺肥大	中 △	弱 ×	強 〇	山藥醃漬物	山藥
懷孕	中 △	弱 ×	強 〇	葡萄（約三分之一串）	葡萄（約二分之一串）
失智症	弱 ×	弱 × （脈緩）	弱 ×	杏仁，最多十粒	鹽味杏仁，最多十顆
腦溢血	強 〇	中 △	中 △	納豆（晚上吃）	納豆湯（晚上吃）
腦梗塞	弱 ×	弱 ×	強 〇	水約 500 ～ 1500ml、納豆	加入少許鹽巴的水，約 500 ～ 1500ml、納豆湯
糖尿病	中 △	強 ◎	中 △	苦瓜醃漬物	苦瓜加鹽麴醃漬
胰臟炎	弱 ×	強 ◎	中 △	蜂蜜檸檬	蜂蜜加柳丁
失眠症	強 〇	弱 × （整體來說是偏弱）	弱 ×	茼苣	茼苣加味噌湯
流行性感冒	強 〇	強 〇 （脈快）	強 〇	香草冰淇淋	香草冰淇淋
血液透析	強 〇	強 〇 （摸起來像吸管般連在一起的脈）	強 〇	蘿蔔苗	蘿蔔苗加味噌湯
甲狀腺機能亢進	強 ◎	強 ◎ （摸起來像在震動的脈）	強 ◎	蘆筍	山茼蒿
甲狀腺機能低落	弱 ×	弱 × （摸起來像在震動的脈）	弱 ×	魷魚大和煮（以醬油、砂糖與薑滷製）	鹽燒魷魚
免疫力低落	弱 ×	弱 × （整體來說，脈很弱）	弱 ×	葡萄（約三分之一串）	葡萄（約二分之一串）

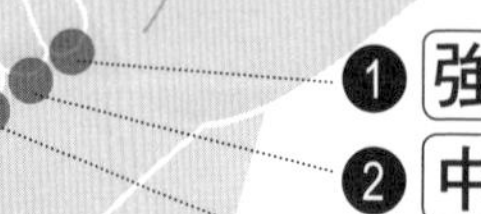

脈象 1

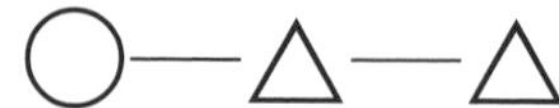

容易罹患腦出血的脈象

你現在的狀態是這樣嗎？

□常抽菸
□吃東西很快。不咀嚼就把食物吞下。
□容易蛀牙、很久沒去看牙醫
□晚上十一點過後，還吃很油膩的食物
□極少休假、經常長時間工作

忽略不管會如何

這種脈象是罹患腦溢血（腦出血）的高危險群。長期忽略不管的話，腦溢血也可能反覆發生。其主要原因就在於，睡眠不足、過度飲食與吃太快等生活習慣所引起的高血壓。

這類人的血流容易衝到腦部，因此總是呈現出焦躁不安的狀態，一旦開始思考事情，大腦內就出現碎念不休的聲音。淺眠也是常有的症狀。整體來說，就是心與大腦總是忙碌不停、無法休息，因此不但是身體感到疲累，連心理也相當耗竭。

適合攝取的食物

【火山熔岩脈的人】
- 納豆（晚上食用）
- 水煮鮪魚罐頭
- 清燙秋葵

【冰河脈的人】
- 加入納豆或秋葵的味噌湯（晚上食用）
- 鯖魚味噌煮

生活建議

重點在於，讓長期處於忙碌狀態的大腦得以休息。請盡量減少抽菸的量。提早結束工作，試著改變作息成為晨型人。睡前請停止使用電腦與手機。每天晚飯多吃一盒納豆。吃飯時間請延長為三十分鐘以上。請從以上建議中，試著找出可立刻實踐的項目，即使只有一個也請開始實踐。

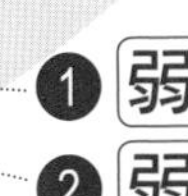

脈象 2

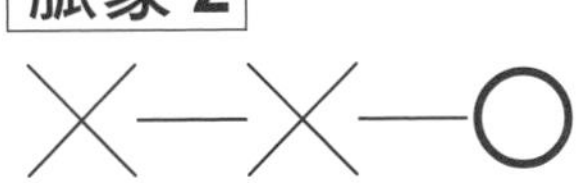

容易罹患腦梗塞的脈象

你現在的狀態是這樣嗎？

□常抽菸
□喜愛甜食，尤其是西點蛋糕
□不愛喝水
□無論是工作或是休閒，都提不起勁
□容易感到想睡覺

忽略不管會如何

這種脈象顯示血液呈現濃稠，是容易發生血栓的狀態。由於腦部血流遲滯，所以反應緩慢，無論是工作或是休閒，都提不起興趣，也沒有衝勁。如果長期忽略不管的話，腦部的血管會阻塞，容易發生腦梗塞。

因為不想工作的壓力，使得這類人有甜食攝取過度的傾向。他們也不愛活動身體，或是因此而不擅長工作。也總是會感到身體很沉重，即使睡了很久也還是感覺很想睡。這類人也有肥胖傾向。

適合攝取的食物

【火山熔岩脈的人】
- 每天喝 500ml 到 1500ml 的水
- 咖啡
- 納豆

【冰河脈的人】
- 放一搓鹽巴到水裡，每天喝 500ml 到 1500ml 的水
- 紅茶
- 納豆

生活建議

這種脈象的人總之就是水分攝取不足，體內缺乏血與津液。請停止喝果汁或是酒精類飲料，改為喝水。吸菸的人請在早晨一根菸之前，先喝一杯水，如此一來，頭部的沉重感將獲得改善。吃甜點時，請務必點一杯咖啡或是紅茶。

脈象 3

△—△—◎
容易罹患腦動脈瘤的脈象

你現在的狀態是這樣嗎？

□對別人或是環境總是感到不滿
□不愛喝水
□手腳的血管明顯可見
□大腿皮膚乾燥不光滑

忽略不管會如何

3 號脈特別強烈的這類人，由於腎上腺過度分泌，使得體內荷爾蒙失去平衡。血液呈現濃稠不清澈的狀態，身體可能因此偏寒。主要原因就在於，壓力過度累積。總是對於其他人或事件感到焦躁不安，對於事物也呈現過度執著的狀態。由於交感神經經常處於活躍狀態，因此身心常無法放鬆。

如果忽略這些狀態不管，有可能在未來的某一天突然發生伴隨劇烈頭痛的蛛網膜下腔出血，或是容易引發重症的腦動脈瘤。

適合攝取的食物

【火山熔岩脈的人】

●醋洋蔥
●醋醃鯖魚
●綠茶

【冰河脈的人】

●鹽麴洋蔥
●紅酒
●紅茶

生活建議

洋蔥裡的硫化丙烯所具有的清理血液作用非常值得期待。其次是，這類人體內非常缺乏水份。請先從拒絕果汁與酒精類飲料，開始好好喝水。抽菸的人，請在早晨一根菸之前，先喝一杯水。吃甜食時，請務必搭配一杯咖啡或是紅茶。

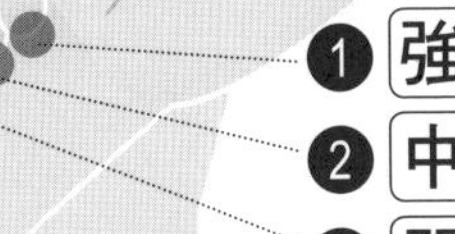

脈象 4

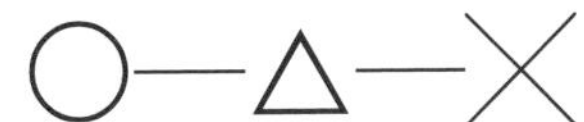

容易罹患肺炎的脈象

你現在的狀態是這樣嗎？

□自覺呼吸系統貧弱
□一咳起來就乾咳不停
□喜愛喝放入冰塊的冷飲
□不吃水果
□長期吃降壓藥

忽略不管會如何

這個脈象正是容易罹患肺炎的人的脈象。感冒總是很難好、或是只要咳嗽就咳很久的人，請幫自己把一下脈。

這種類型的人的主要特徵是，血流容易遲滯，因此能保護身體的黏膜組織相對很虛弱。如果剛好長期服用高血壓的降壓藥，請更要特別注意以下狀況：由於腦部與肺部關係密切，因此，服用降壓藥，血管擴張後，將使得濃稠的血液與血栓容易進入腦部，嚴重時甚至會引起腦部疾病。

適合攝取的食物

【火山熔岩脈的人】

●蓮藕
●水梨
●肝臟

【冰河脈的人】

●蓮藕（加入天然日曬海鹽）
●水梨
●加鹽的毛豆

生活建議

建議這類型的人多食用能增厚黏膜組織的富含葉酸的食物。尤其是水果的果糖具有強壯黏膜的效果。如果不是水梨的季節時，請食用草莓與葡萄等水果。肺裡的黏膜組織一旦足夠強壯，肺泡中氣體交換作用將能更順暢。另外，過量的胡椒會傷肺氣，食用時請節制。

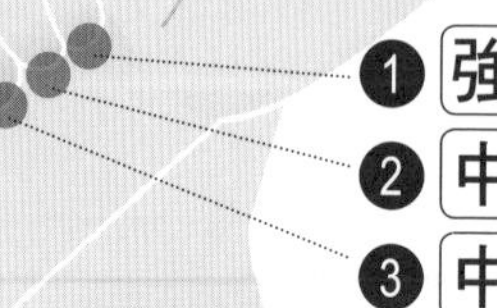

脈象 5

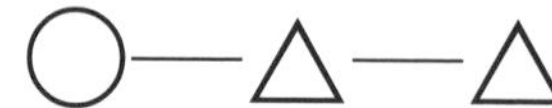

容易罹患心臟衰竭的脈象

你現在的狀態是這樣嗎？

☐排尿不順暢。尿液顏色偏濃
☐總是不小心就喝酒過量
☐有高血壓或是貧血傾向
☐喜歡吃香蕉

忽略不管會如何

這個脈象是容易罹患心臟衰竭的人常見的脈象。由於體內水分不足，容易因血液濃稠形成血栓。如果血栓滯留心臟，則會引起心臟肌肉的痙攣，甚而造成腎臟極大的負擔。上廁所次數少的人，以及尿色濃稠的人請多小心。

另外，由於香蕉富含容易冷卻身體、容易形成血栓的礦物質鉀，而且也是容易心臟衰竭的人愛吃的水果之一。如果一周吃三根以內倒還好，不建議每天早上只吃香蕉當作早餐。

適合攝取的食物

【火山熔岩脈的人】

- 苦瓜
- 山藥

【冰河脈的人】

- 苦瓜（請加入天然日曬的海鹽或是味噌）
- 山藥（請加入天然日曬的海鹽或是味噌）

生活建議

與其說心臟衰竭是由於輸送血液至心臟的幫浦功能低落所致，倒不如說是身體血液不足，再加上血液髒汙，使得血液在體內循環不順所引起的。因此，攝取能讓血流順暢的飲食，以及改為能讓血流順暢的生活習慣才是重要的。苦澀成分能溶解血栓的苦瓜，或是能讓血流順暢的山藥，都是可以多多攝取的食材。

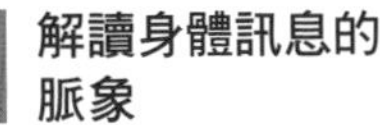

① 強
② 中
③ 弱

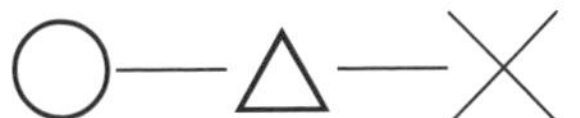

（脈搏間隔不穩定）

容易罹患心肌梗塞的脈象

你現在的狀態是這樣嗎？

□夜尿次數超過兩次
□淺眠
□吃飯總是吃很快，沒有好好咀嚼食物
□生活中充滿壓力

忽略不管會如何

這個脈象與容易罹患肺炎的脈象很類似，但脈搏的間隔不穩定，有時會出現脈搏漏拍的情況，如果有這樣的情況，則容易引起狹心症或心肌梗塞。

由於這類人的腎臟功能低落，因此體內滯留了多餘的水分，將造成血管或是肌肉過度冷卻，血流因此漸漸流動緩慢，也容易出現水腫或是水肥（痰濕）症狀。尤其是，如果夜尿超過兩次的情形已經持續超過半年以上，請前往醫院好好做個檢查。

適合攝取的食物

【火山熔岩脈的人】

●蕗蕎（一天三大顆或是五小顆）

【冰河脈的人】

●蕗蕎（一天五大顆或是七小顆）

生活建議

蕗蕎含有促進血液循環的硫化丙烯，能幫助體內滯留的多餘水分排除。因此我建議這類型的人在晚上喝酒時、三餐飯桌上能多食用蕗蕎。如果是火山熔岩脈的人請吃醋漬蕗蕎，如果是冰河脈的人請吃天然日曬海鹽漬的蕗蕎。另外，睡前泡個澡或是用精油薰香，能讓睡眠品質提升，請試試看。

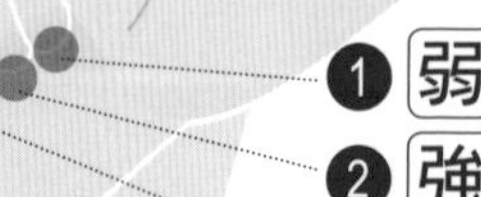

脈象 7

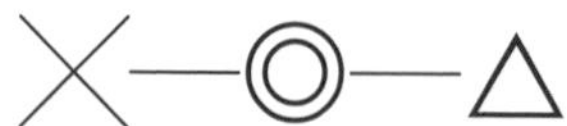

容易罹患肝炎或肝臟病變的脈象

你現在的狀態是這樣嗎？

□早晨醒來不易、疲累難以紓解
□尿量少且色濃
□容易海鮮過敏
□最近有件事讓你感到巨大壓力
□睡前喝烈酒的習慣老是改不了

忽略不管會如何

2 號脈搏動強烈，1 號脈卻疲弱不堪是這個脈象的特徵，如果你的脈象是這一類，則顯示肝臟有熱邪瘀阻。這個脈象也是在肝炎與肝硬化病患身上常見的脈象。這類人常為紓解壓力而喝酒、多數喜歡喝酒。根本原因其實就在 1 號脈上。

在東洋醫學認為，肝使氣血循環周身，並有補足血之不足的血庫的功能。然而，由於思慮過度或是負面思考而使得大腦疲乏，會弱化肝的作用，其結果是導致全身血循環不良。

適合攝取的食物

【火山熔岩脈的人】

- ●蘋果醋
- ●蘋果加蜂蜜

【冰河脈的人】

- ●蘋果加天然日曬海鹽或是鹽麴

生活建議

請在飲食生活中，加入能幫助肝恢復疲勞的蘋果醋。火山熔岩脈的人可以喝蘋果醋，但冰河脈的人請直接食用蘋果。另外，也請留意不要食用具有引發肝炎風險的生鮮貝類。為了恢復大腦的疲勞，休假時請遠離電腦，到戶外欣賞美麗風景，悠閒地度過假期。

1 中
2 強強
3 強

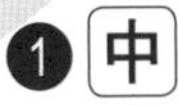

脈象 8

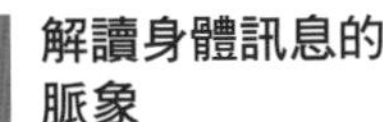

容易罹患膽囊炎的脈象

你現在的狀態是這樣嗎？

☐總是因為壓力而暴飲暴食
☐感覺自己易怒又焦躁
☐經常吃油膩食物與酸味食物
☐身材偏肥胖
☐肌膚乾燥或是搔癢

忽略不管會如何

具有 2 號脈明顯強烈的這個脈象的人，可能容易罹患膽囊炎。1 號脈則顯示的是，大腦有些微的壓力，平日的焦躁與憂慮，可能藉由大吃大喝來消解。尤其是這類型的人喜好油膩的食物，因此身材偏肥胖。

多數的患者，容易因為過多的膽固醇而出現膽結石症狀。膽汁是消化液之一，一旦膽囊過熱，膽汁就會過度分泌，小腸難以吸收而容易引起拉肚子。

適合攝取的食物

【火山熔岩脈的人】

- 洋蔥加醋
- 芹菜醃漬物
- 大豆製品

【冰河脈的人】

- 洋蔥味噌湯
- 炒味噌高麗菜
- 竹筴魚一夜干（風乾竹筴魚）

生活建議

請在日常飲食中，加入能使人體緩緩地吸收膽固醇的洋蔥料理。請盡可能避免吃營養不均衡的丼飯，最好以三菜一湯的飲食內容為主。當你一緊張就睡不著，或是一點煩心事就焦慮，這些都是心已經疲乏的證據。請學著幫自己建立界線。

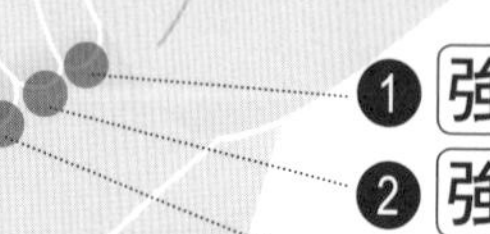

脈象 9

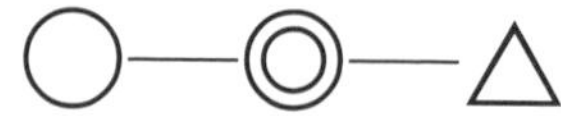

容易罹患胃炎的脈象

你現在的狀態是這樣嗎？

□總是要吃到很撐才停止

□沒什麼食慾

□總是感到胃刺刺地痛

□有很強烈的口臭

□很久沒去看牙醫

忽略不管會如何

這個脈象顯示的是，肚臍上方的位置有熱邪，是典型容易罹患胃炎的人的脈象。由於胃與人的精神狀態息息相關，通常罹患胃炎的人，不管有沒有食慾，心裡一定會焦慮緊張或是擔心的事。因此，此時 1 號脈也會變得很強。比方說，一談戀愛就沒什麼食慾、一旦失戀就暴飲暴食就屬於典型的實例。

當胃酸分泌過多，造成胃微微刺痛、暴飲暴食造成胃消化不良，長此以往，就會發展成胃潰瘍或是胃食道逆流。如果他人感覺你有強烈口臭，那就是一個徵兆。

適合攝取的食物

【火山熔岩脈的人】

●白蘿蔔苗

【冰河脈的人】

●白蘿蔔苗味噌湯

生活建議

在胃部感覺不適時，請攝取具有解毒作用與促進消化作用的白蘿蔔苗。應酬過後，如果容易感到胃部消化不良或是胸口灼熱感，請把白蘿蔔苗加入沙拉裡吃。另外，因為擔心或是焦慮而引起胃部不適時，請記得攝取上述食品，可以幫助減緩胃部不適。

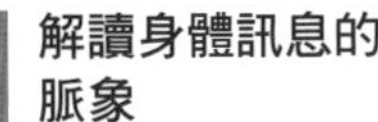

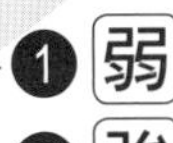

1 弱
2 強
3 中

脈象 10

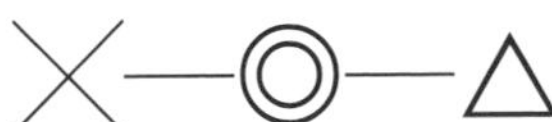

×—◎—△

容易罹患胰臟炎的脈象

你現在的狀態是這樣嗎？

- □每天要喝很多酒
- □就算睡醒了也感覺很疲勞，這個狀態已經好多年
- □腰部或是頸部覺得很僵硬
- □半夜要夜尿兩次以上
- □牙齒咬合不佳，容易有蛀牙產生

忽略不管會如何

這個脈象是容易罹患急性胰臟炎者的脈象。胰臟的重要功能之一就是，產生胰島素以成控制血糖的內分泌功能。再者，分解碳水化合物以及蛋白質的消化液也是由胰臟所分泌的。

然而，使得胰臟機能低落的最大原因就在於大量飲酒。平常大量飲酒、腰部或頸部有慢性僵硬，疲勞難以消解的人，可以說是罹患胰臟炎的高危險群。另外，胰臟與牙齒有密切關係。如果你已經因為牙齒問題而長期跑牙醫師看診，也要特別注意。

適合攝取的食物

【火山熔岩脈的人】

- ●蜂蜜漬檸檬

【冰河脈的人】

- ●蜂蜜漬柳橙

生活建議

首先，請試著減去喝酒的量與戒掉喝酒的習慣。再來，請攝取能緩和壓力，並具有解毒作用的柑橘類水果。此時，火山熔岩脈的人請選用會使身體冷卻的檸檬，而冰河脈的人請選用能溫熱身體的柳橙。一旦控制血糖的胰臟機能低落，大腦的運作也會隨之低落，請積極攝取容易成為腦部能量源的蜂蜜。

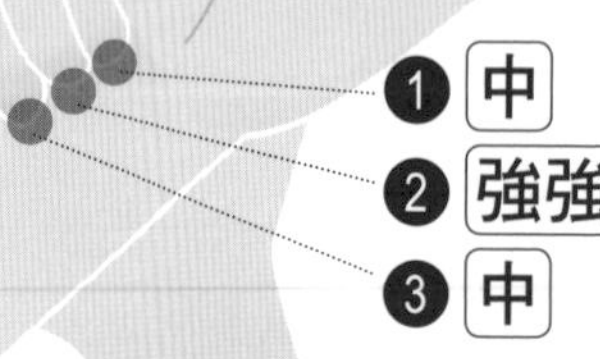

脈象 11

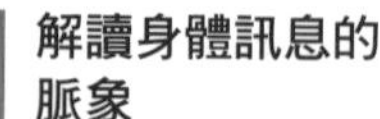

容易罹患糖尿病的脈象

你現在的狀態是這樣嗎？

□容易暴飲暴食
□工作的應酬或是聚會很多
□總是大口喝 100% 純果汁
□人際關係總是帶給你壓力

忽略不管會如何

擁有 2 號脈特別強的脈象，是應該要留意糖尿病的人。通常我們容易說，糖尿病的原因在於攝取過多的醣值或是脂肪，但真正影響身體的是精神上的壓力。尤其是，那種總是需要大量應酬，並且很難推卻的人，容易因為耗費心神在人際上而以暴飲暴食來取得平衡。

另外，出乎意料外的是，大量喝 100% 純果汁的人也是危險群。原因在於，飲用果汁比吃水果本身還要來得攝取大量的果糖。千萬不要以為喝 100% 純果汁就是健康的。

適合攝取的食物

【火山熔岩脈的人】
- 醃漬苦瓜
- 山藥

【冰河脈的人】
- 鹽麴漬苦瓜
- 山藥

生活建議

苦瓜具有能降低血糖、溶解血栓的作用，能防止糖尿病，因此我希望擁有這類脈象的人能經常食用。另外，在生活上，請在沒有應酬的那天晚上，吃簡單的晚餐，或是養成好好運動以燃燒熱量的習慣。運動也有舒緩壓力的作用，算是一石二鳥的方法。

1 弱
2 弱
3 強強

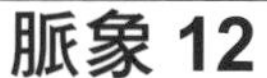

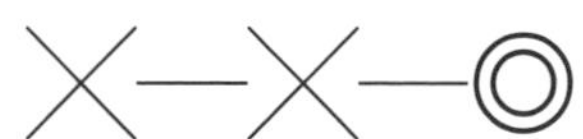

容易罹患腎炎的脈象

你現在的狀態是這樣嗎？

□體寒水腫
□容易出汗且臉部潮紅
□吃飯與睡眠時間不固定
□長年攝取多種營養補充品
□經常吃香蕉

忽略不管會如何

擁有這種脈象的人，整體來說，脈的搏動偏強，特別是 3 號脈更是強烈，這類型的人容易罹患腎炎。如果忽略不管的話，可能造成排尿問題、下半身虛冷或是不孕症。

從食養術的觀點來看，腎臟出現問題大多是因為鉀攝取過多，或是營養補充品的攝取超出身體所需，身體無法消化過多的外來物而引起。再者，據我為慢性腎臟病的透析患者看診的結果來看，他們多數脈的搏動強烈，診脈起來會感覺血管宛如吸管一般。

適合攝取的食物

【火山熔岩脈的人】
●西瓜

【冰河脈的人】
●黑芝麻

生活建議

經常攝取營養補充品或是營養補充飲料等的人，請先務必停止攝取。一天攝取超過四種以上營養補充品的人，事實上就是攝取過度。接著再請火山熔岩脈的人吃西瓜、冰河脈的人吃黑芝麻，前者能支援腎臟的功能，後者能使血流清澈、暖和身體。每天的喝水量請以常溫水 500 到 1500ml 為準。

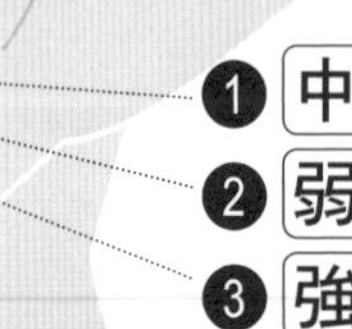

脈象 13

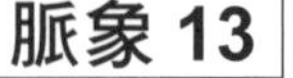

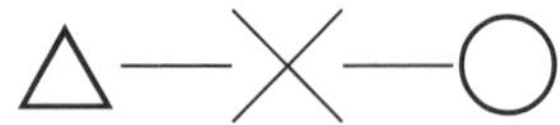

容易罹患前列腺肥大症的脈象

你現在的狀態是這樣嗎？

□年齡是四十歲以上的男性
□睡眠時間少
□不喜歡喝水
□每年來回國內外數十次
□飯前沒有洗手的習慣

忽略不管會如何

這個脈象僅限於男性，是容易罹患前列腺肥大症的男性特有的脈象。雖然前列腺肥大症的起因目前尚不明確，但依據我自己這麼多年來的診療經驗可知，前列腺肥大症常見於那些睡眠時間少、經常需要到國外出差的男性身上。也就是人在免疫力低落狀態下，到外地接觸各種不同於家鄉的細菌環境有關。

雖然是 50 歲以上的人容易罹患的疾病，但最近 30、40 歲的患者也變多了。如果出現有殘尿感或頻尿症狀，就算還年輕也要多加注意。

適合攝取的食物

【火山熔岩脈的人】
●醃漬山藥

【冰河脈的人】
●山藥

生活建議

具有抗菌作用、黏黏稠稠成份的山藥是最適合這類人的食材。相反的，由於這類型的人容易下半身有熱邪積聚，因此請避免七味粉與山椒等香辛料食材。有一件請務必留意的事，請常保身體的清潔。另外，飯前洗手、寢具的洗滌也要確實，盡量讓環境維持清潔。

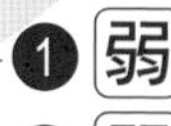

❶弱
❷弱
❸強

脈象 14

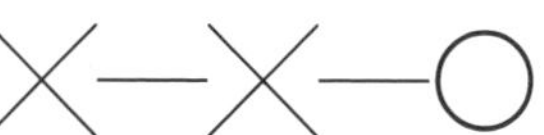

容易罹患子宮肌瘤的脈象

你現在的狀態是這樣嗎？

☐年齡是二十歲以上的女性
☐為體寒而傷腦筋
☐總是喜歡穿薄薄的衣服
☐喜歡喝柑橘類果汁
☐經常吃甜點

忽略不管會如何

整個脈象中，只有 3 號脈比較強烈的這類型女性，是容易罹患婦科疾病的人。雖然這是容易罹患子宮肌瘤的人的脈象，但不單只是子宮，其他如輸卵管、卵巢也要多加留意。由於生殖系統偏寒，所以偏向不易受孕的體質。這類型的人喜歡喝柑橘類的果汁與酒，也偏好穿較薄的服裝。身體為了讓偏寒的下半身有能量，因此血流幾乎不往上半身流動，結果造成全身體寒的惡性循環。

適合攝取的食物

【火山熔岩脈的人】

●紅豆湯
●紅豆飯
●葡萄

【冰河脈的人】

●加了紅豆的和菓子
●紅豆飯加芝麻鹽
●草莓

生活建議

紅豆裡的皂素成分具有能溫暖卵巢與輸卵管的作用，如果要吃甜點，請選擇紅豆湯或是紅豆和菓子。方便製作的紅豆飯，對於維持女性健康非常有幫助。葡萄或草莓等能使黏膜組織增厚的水果有助於幫助受孕。另外，懂得活用暖暖包、保暖衣物，即使在夏天也能做好下半身的保暖。

1 中
2 弱
3 強

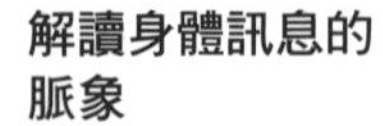
脈象 15

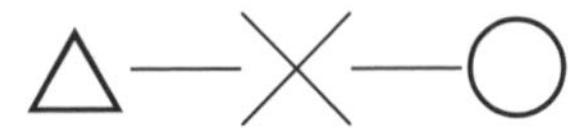

容易懷孕或是已經有孕在身的脈象

你現在的狀態是這樣嗎？

□打算懷孕的女性
□感覺怎麼睡都睡不飽
□腰側感到沉重
□感覺疲勞總是很難消除

忽略不管會如何

這是女性懷孕時的脈象。尤其特徵是 2 號的脈幾乎無法感覺到。腹中胎兒對身體來說，是個異物。因此，為了不要讓免疫系統誤判去攻擊胎兒，藉由抑制肝臟的作用來抑制淋巴球的產生。

然而，此時如果讓腦部持續感到疲累，是很危險的。因為大腦會對器官發出錯誤訊號，而產生淋巴球對抗異物，就會有流產的風險。如果你是孕婦，請記得要確認 1 號脈與 2 號脈的狀況。

適合攝取的食物

【火山熔岩脈的人】
●葡萄（三分之一串）

【冰河脈的人】
●葡萄（半串）

生活建議

已經懷孕的人或是打算懷孕的人，請在吃飽飯後吃吃能暖和生殖器官、加強黏膜組織的葡萄。如果你是需要兼顧工作且經常耗費腦力的女性，最好補充能保護大腦的杏仁。請注意不要有過多思緒、不要過度煩惱，好好睡覺並維持平穩心情，對胎兒的成長才有幫助。

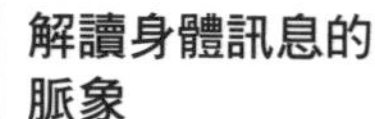

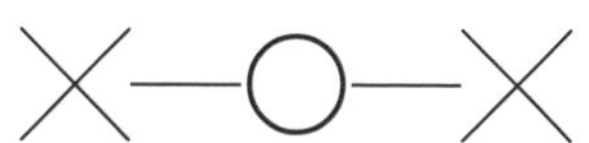

容易得憂鬱症的脈象

你現在的狀態是這樣嗎？

□神經質又固執
□一回到家就像洩氣的氣球
□煩心的事很多
□不怎麼跟朋友聯繫
□忙碌得不太有自己的時間

忽略不管會如何

血液不太回流到腦部，過度使用肝臟的這種脈象，最容易引發憂鬱症。由於自律神經無法順利切換，身體長期處於交感神經活躍的狀態，因此經常感到心煩與精神緊張。晚上很難入睡、感覺睡眠很淺。想很多，卻沒什麼行動力，對於事物提不起興趣，原因就在於，腦部血流不順暢並且非常疲勞所致。不論是出門走走或是與朋友聚會都覺得麻煩，休假只想窩在床上。

適合攝取的食物

【火山熔岩脈的人】
●杏仁

【冰河脈的人】
●鹽味杏仁

生活建議

我們要讓 1 號脈有活力起來。請試著每天吃十顆補充腦部營養的杏仁。由於杏仁的熱量很高，切記不要多吃。這個脈象的人通常下腹部是冷的，所以休息時間請飲用溫暖身體的飲料，穿著服裝也請切記要讓下腹部保暖。只要血液循環順暢，自然就能放開心。

脈象 17

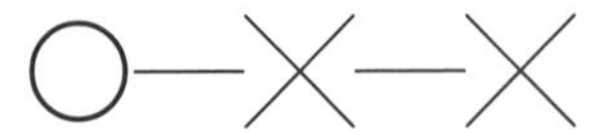

容易罹患失眠的脈象

你現在的狀態是這樣嗎？

□人際關係總是困擾你
□總是在床上滑手機或看電腦
□容易陷入負面思考
□總是吃油膩的點心
□早上起不來，晚上睡不著

忽略不管會如何

1 號脈特別強烈的這種脈象是典型的失眠症脈象。血流無法流及全身，明明有疲勞累積，卻只有腦部充滿能量。脈的搏動普遍來說偏弱，總覺得有一下沒一下的，也算是失眠症脈象的特徵。

由於這類型的人經常只能注意到眼前事，再也沒有餘裕去關心其他的事，因此人際關係通常並不順利。這類型的人總是過度思考工作的事，容易固著於自己的想法，缺乏彈性與柔軟性，並且總是焦躁不安。如果你剛好符合這些特徵，請多照顧自己。

適合攝取的食物

【火山熔岩脈的人】
●萵苣

【冰河脈的人】
●萵苣味噌湯

生活建議

首先，如果你已經是不依賴安眠藥就無法入睡的人，請停止吞服安眠藥。並且在睡前兩小時，就不再碰手機或電腦，讓眼睛與頭腦得以休息。晚餐時請食用含有幫助睡眠成分的萵苣。如果實在無法放下工作，建議請轉換成晨型生活的模式。另外，日常生活中，請安排一段「不思考」的時間。

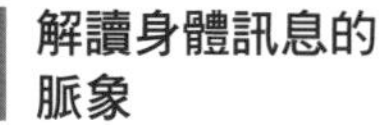

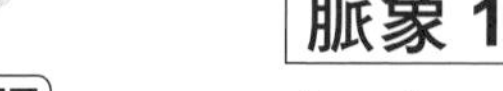

脈象 18

1 弱
2 弱
3 弱

×—×—×

（脈搏較慢）

容易罹患失智症的脈象

你現在的狀態是這樣嗎？

☐生活沒有重心

☐閱讀對你來說不容易

☐在家時一整天都在看電視

☐外出或是與人見面都覺得麻煩

忽略不管會如何

雖然免疫力低落時，3 號脈脈象也會弱，但這個脈象的人連脈搏都很慢。成人平均脈搏為每分鐘六十到八十下，這類型的人卻低於標準，具有容易罹患失智症的風險。

尤其是從職場退休、總是喜歡待在家的人或是不喜歡運動，以及沒有興趣也不愛社交的人、在家只會一直看電視的人等，如果一直過著毫無刺激的生活，罹患失智症的風險就會提高。這類型的人容易有全身偏寒且沒有動力從事任何事的傾向。

適合攝取的食物

【火山熔岩脈的人】

●杏仁（每天最多 10 顆）

【冰河脈的人】

●鹽味杏仁（每天最多 10 顆）

生活建議

請養成習慣動動腦思考的習慣。我建議多多嘗試閱讀。或是每天聽聽廣播節目一到兩小時。放空看電視或是聽音樂，確實無法讓大腦活絡，但是聽聽廣播節的音樂卻能帶給人想像的空間，對於活絡大腦確實有效。另外，吃飯時好好咀嚼食物也是個好方法。

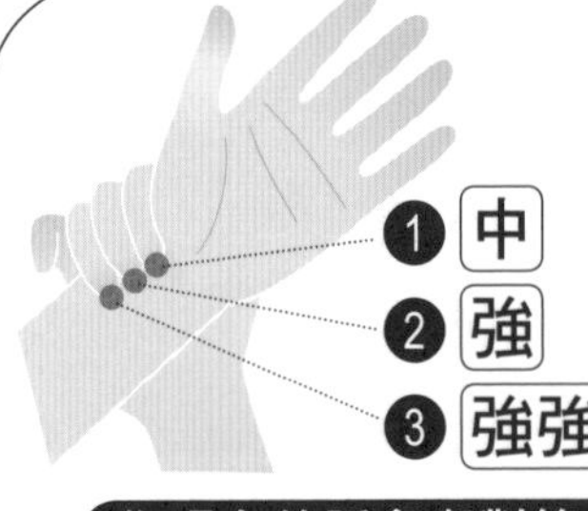

脈象 19

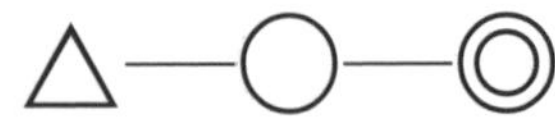

容易罹患花粉症的脈象

你現在的脈象與對策

花粉症或是容易罹患花粉症的人的脈象是屬於這類型。由於皮質類固醇無法正常分泌，免疫力呈現低落，器官此時正處於發炎狀態。平日請留意多攝取葉酸含量高的食物，以強壯黏膜組織。

至於生活上，我建議有花粉症的人使用綠茶清洗鼻腔。並請戒除熬夜習慣，提早就寢。另外，刺激性強烈的辛香料也請斟酌食用。

適合攝取的食物

【火山熔岩脈的人】
蘆筍

【冰河脈的人】
柳橙

解讀身體訊息的
脈象

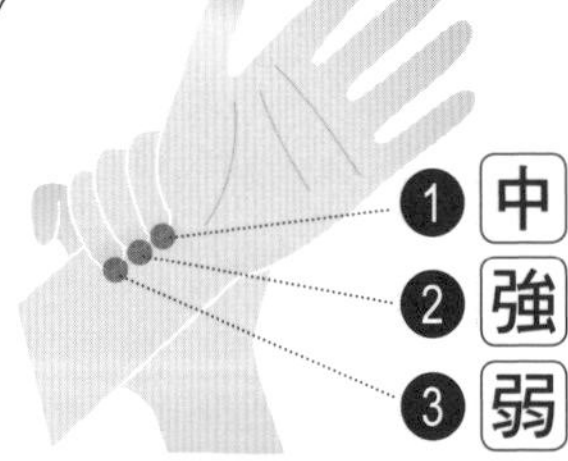

脈象 20

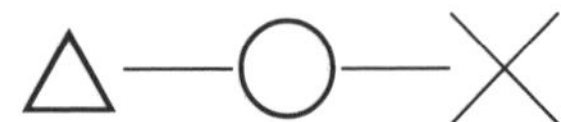

容易罹患異位性皮膚炎的脈象

你現在的脈象與對策

這是容易罹患異位性皮膚炎的人們身上常見的脈象。原因就出在，體內產生過多的淋巴球。一旦服用藥物控制，會使交感神經將常處於優位，致使身體逐漸變寒。請避免不適合肝臟的柑橘類水果，並將我的食養術納入飲食生活中。

至於生活上，我建議要避免過度飲食或過度煩惱。不要勉強自己進食。讓副交感神經運作，人就能感到沉穩。趁著泡澡時，按摩頭皮，也能幫忙全身放鬆。

適合攝取的食物

【火山熔岩脈的人】
毛豆、蘆筍

【冰河脈的人】
草莓、葡萄

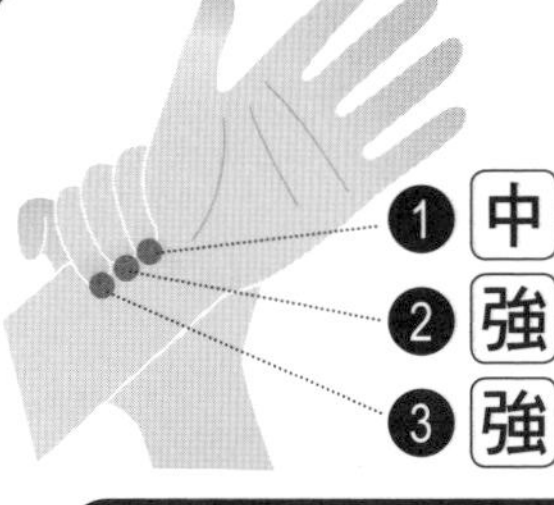

脈象 21

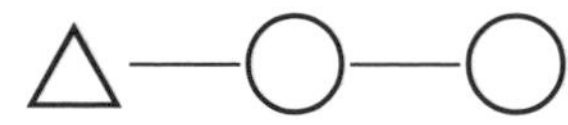

容易罹患帕金森氏症的脈象

你現在的脈象與對策

這個脈象是過度認真與有點神經質的人常見的脈象。也是帕金森氏症患者常見的脈象。食慾變得低落也是帕金森氏症的徵兆之一，請注意。但是，真正需要注意的其實不是大腦，而是肝臟與腎臟功能低落的部分。只要持續攝取能強化肝臟與腎臟功能的食材，並且花時間吃飯，細嚼慢嚥，就能預防。

有這個脈象的人，會有頭頸部僵硬的症狀，由於血流狀況不佳，平常也會感到頭痛或是眼睛疲勞。請花時間幫自己做整個頭部的按摩，尤其是頭部後方有副交感神經相關的穴位，請特別按摩。

適合攝取的食物

【火山熔岩脈的人】
秋葵

【冰河脈的人】
毛豆

解讀身體訊息的
脈象

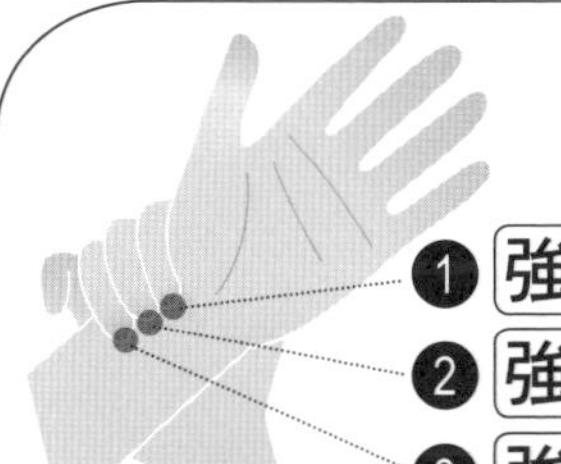

脈象 22

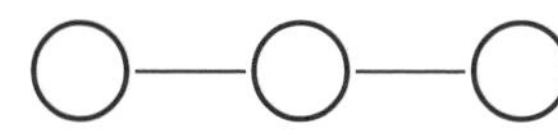

（脈搏較快）

容易罹患流行性感冒的脈象

你現在的脈象與對策

如果你懷疑自己好像得了流行性感冒，請幫自己把脈。如果確定是流行性感冒的話，脈象特徵是脈的搏動會非常快速，所有的脈象都會非常強烈。由於幼兒或是高齡者，以及容易水腫的人，由於免疫力偏低落，因此容易合併其他疾病一起發作。因此，重要的是，千萬不要強迫患者進食，讓胃得以休息，使副交感神經處於優位為佳。

如果罹患了流行性感冒，最是需要安靜休息。看電視、滑手機或是看電腦時，請節制時間，多喝溫熱開水，讓自己多多休息。

適合攝取的食物

【火山熔岩脈的人】
香草冰淇淋

【冰河脈的人】
香草冰淇淋

脈象 23

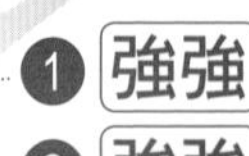

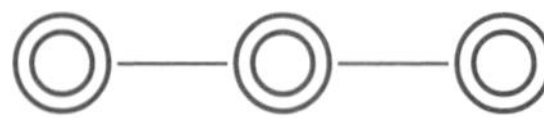

容易罹患甲狀腺機能亢進症的脈象

你現在的脈象與對策

此時，你應該能感覺到你的脈宛如吉他絃般緊繃。會使人容易罹患甲狀腺機能亢進症的食物是速食食品。尤其經常食用沙拉，致使身體偏寒的女性更是容易罹患此病，另一個特徵是容易生理痛。如果你是這樣的脈象，請務必避免食用生菜沙拉。如果忽略症狀不管，長此以往可能增加罹患憂鬱症的風險。由於體內過多的甲狀腺荷爾蒙，會造成心悸，為心臟帶來負擔，也有罹患心臟衰竭的風險。

請改變你的飲食習慣，並且避免食用花椰菜。

適合攝取的食物

【火山熔岩脈的人】
蘆筍

【冰河脈的人】
山茼蒿

解讀身體訊息的
脈象

脈象 24

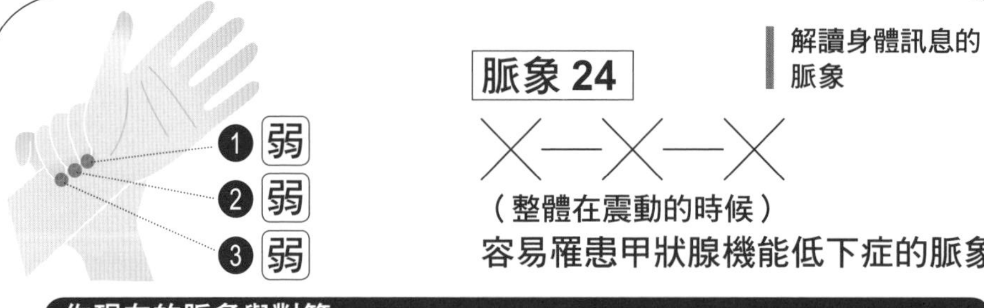

（整體在震動的時候）

容易罹患甲狀腺機能低下症的脈象

你現在的脈象與對策

無厘頭的減重、過分限制醣類攝取、極端不吃碳水化合物的人，極有可能罹患甲狀腺功能低下症。如果女性罹患此症，首先經血量會變少，有時生理期只有三天。如果忽略不管，未來可能會罹患不孕症、憂鬱症或是前列腺疾病（男性）。

如果你有這樣的脈象，首先從補充醣類，讓大腦機能回復正常開始。另外，請養成用腳尖站立一分鐘的習慣。為了緩和壓力，讓自律神經恢復正常，平常也可以逛逛街、閱讀書籍。

適合攝取的食物

【火山熔岩脈的人】
魷魚的大和煮、葡萄

【冰河脈的人】
鹽燒魷魚、草莓

解讀身體訊息的脈象

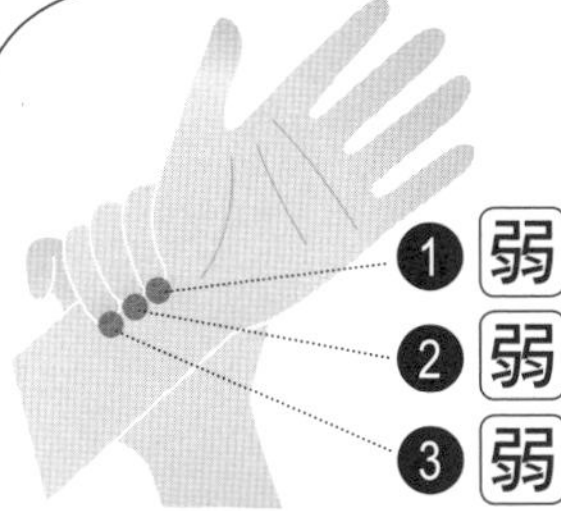

脈象 25

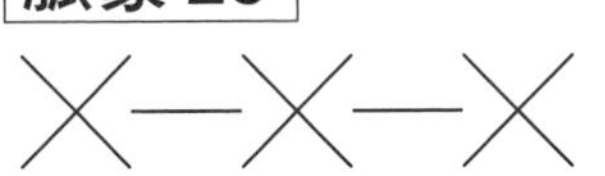

容易使人免疫力低落的脈象

你現在的脈象與對策

這類脈象的人，長期以來，不吃早餐、喝很多咖啡、只會在晚餐吃飽飽。雖然表面看來他們活力充沛，事實上，免疫力已經低落，總是突然就生病。由於他們的交感神經處於優位，因此也容易有體溫低落的症狀。

請不要泡半身浴，改以溫熱水沖澡，尤其是後頸部與兩脇下、大腿內側。如果不用淋浴，也可以用吹風機吹這幾個部位。

適合攝取的食物

【火山熔岩脈的人】
葡萄

【冰河脈的人】
葡萄

解讀身體訊息的脈象

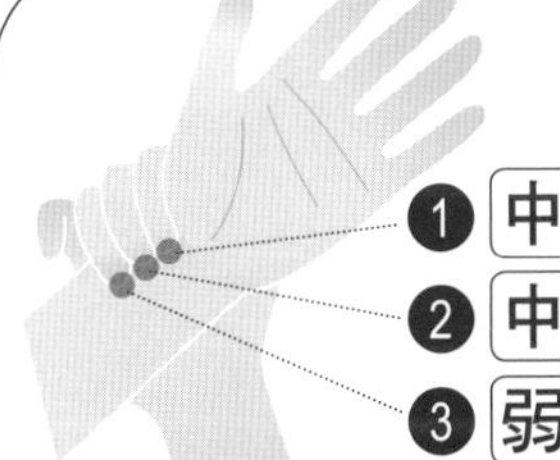

脈象 26

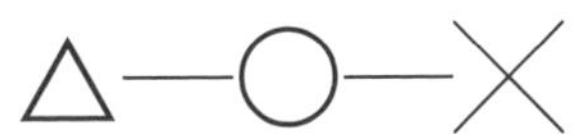

容易長青春痘、皮膚乾燥的脈象

你現在的脈象與對策

這類脈象的人，經常吃巧克力、喝果汁等攝取過多糖分，也就是肝臟處於過度工作的狀態。另外也有運動不足或是經常外食的傾向。不但青春痘或是皮膚乾燥狀況嚴重，有時也會有皮膚過敏症狀出現。體溫容易偏低，使得體內的淋巴球過多。

有些人為了身體健康，食用大量生菜沙拉，事實上這樣的做法反而為肝臟帶來更多負擔，請務必注意。另外請注意不要過度運動。

適合攝取的食物

【火山熔岩脈的人】
橘子

【冰河脈的人】
柳橙

男性的脈象比較接近冰河脈，女性的脈象比較接近火山熔岩脈

請放鬆心情來試試

不問性別與年齡，最理想的狀態是能夠控制脈象趨向平穩。然而，男性與女性多少還是有差別的。

首先，由於生理上女性是負責生兒育女的性別，因此以平緩的血流來保持體溫就能夠維持健康。另一方面，一般來說，由於男性的運動量比女性要來得更多，因此與其讓血液總是處於燃燒狀態，不如保持冷卻狀態，比較能取得身心的平衡，同時也比較不感到疲憊。

因此不要過於拘泥於所謂的平緩脈象，如果女性平日能夠盡量讓自己的脈象趨近

於火山熔岩脈，而男性盡量讓自己的脈象趨近於冰河脈，只要能意識到這一點，在日常生活中，實行我的脈診術（YUMIE PULSE）就會更容易上手。

另外，我所提案的、用來搭配脈診術的食養術，也是以能簡單輕鬆上手為主要概念。

現代生活中充滿各種與飲食相關的資訊，其中有許多是充滿恐嚇意味的過度極端訊息，例如「某某食物絕對不可多吃」「某某食物絕對不可缺乏」等等。尤其是食品添加物、農藥或是化學飼料等相關品項更是正確與錯誤的資訊混雜難分。

然而，未來地球上的人口只會繼續增加，糧食危機將以地球規模發生，對於身體來說，要想要完全將自己排除在有毒成分的飲食生活中，將會難上加難。

與其為了尋找安心安全的食材而殺紅眼，不如採用我所提案的食養術，重新檢視自己與食物的關係及選擇方法、食用方法，更能讓大家只要花費一點點功夫就能有效率地達到目標。

從脈象決定瘦身法

許多人都有類似的共同經驗，那就是每次減肥都無法如願。我認為，原因就在於各位沒有找到適合自己身體的減肥方法。

從我的脈診術觀點來看，煩惱於肥胖的人可以分為兩類：一是飲食過度、熱量囤積過多的「食慾不滿足型肥胖」，一是由於體寒引起水腫的「水毒型肥胖」（即水肥、痰濕）。

首先，「食慾不滿足型肥胖」的脈象是「○—◎—△」。

由於日本人多屬於冰河脈，喜歡吃零食或是油膩食物的人、喜歡吃小黃瓜、番茄、鳳梨與香蕉的人很多，以至於怎麼樣也瘦不下來。另外，火山熔岩脈的人喜好葡萄、蘋果、柳橙與胡蘿蔔、南瓜、洋蔥的人，也讓人瘦不下來。

這些類型的人，由於腸胃長期無法休息，處於疲累之中，更使得大腦的飽食中樞無法正常發揮其功能。要知道，勉強身體限制飲食，只會累積壓力而已，所以，就算要減肥也要把大腦先照顧好，不要讓大腦感到有壓力。

為此，我首推能幫助大腦運作的杏仁，請每天吃十顆。如果是火山熔岩脈的人，請吃原味，冰河脈的人則吃鹽味。另外，火山熔岩脈的人請吃能讓身體冷卻的食物，冰河脈的人則請攝取能溫暖身體的食物。如果飲食已經這樣調整了，你還是想一直想吃零食的話，請選擇其中一次，把點心換成杏仁。

第二類型的「水毒型肥胖」的脈象是「○—○—×」。

這個脈象也分為火山熔岩脈與冰河脈，兩種脈象特徵也是以飲食類型來決定。這種脈象的人多喜好麵食類，並且經常飲用水果汁或是蔬菜汁。火山熔岩脈的人傾向於喜歡吃義大利麵等能溫暖身體的食物。

水毒型肥胖的人，身體水腫的原因在於，身體沒有辦法將體內多餘的水分排出體外。3號脈不明顯，也是因為腎臟功能低落，致使水份滯留體內，因而使得身體變寒。此時，請避免食用生菜等會讓身體冷卻的食材，建議改攝取能暖和身體的食材，並使用暖暖包讓身體循環變好，應該會比較有減肥效果。

只要好好找出原因，就能妥善地應對。

Chapter

3

不需要再忍住食慾！脈診食養術

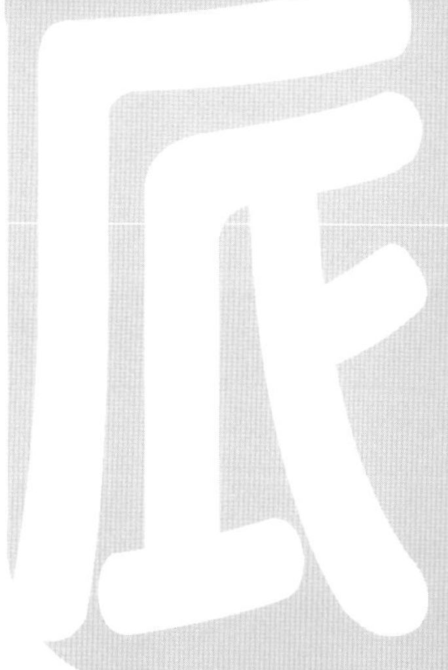

脈診食養術的基本①
溫暖身體的食物、冷卻身體的食物

從今天起，以你的脈診來決定食物

中國自古的食養術原則是「身土不二」。

也就是身體與土地不分開。

正如同北國與南國所能採收的水果，不論是滋味或是外觀都不相同一般，寒冷土地長出的作物具有溫暖身體的功能，相反的，在溫暖土地長成的作物則具有冷卻身體的作用，各位應該都知曉。

另外，食物也有時令問題，比方說，冷天熟成的作物具有溫暖身體的作用，熱天採收的作物則多具有冷卻身體的作用。

人的身心本來就該順應所在土地的環境與自然。原本在日本這個環境孕育的作物最適合日本人的身體。因此，攝取當地當令的新鮮食物，身體就能獲得最原原本本的旺盛生命力。

然而，我們現在日常中所攝取的食品中，多數都是溫室栽培，或是人工環境中栽種的全年皆可採收的蔬菜、從國外進口的魚肉海鮮等，這跟中國自古的食養術原則根本相差十萬八千里遠。如果想要徹底實踐食養術，可能得要搬到無人島去過自給自足的生活。

但是，在現今的食糧狀況中，想要實踐我的食養術一點也不難。原因就在於，選擇食物的方式不是依靠外來資訊，而是以自己的脈象來決定。

不需要過度考量某種食物是否健康（別人說的健康）、是否內含添加物、是否是當地食材。

為什麼這麼說呢？因為我的食養術所要考量的要點唯有一個就是，在選擇食物時，判斷一下「這是溫暖身體的食物或是冷卻身體的食物。」

診脈後，如果是火山熔岩脈，就選擇冷卻身體的食物；如果是冰河脈，則選擇以溫暖身體的食物為主。

本書從開始至今，強調許多次這樣的概念，但我想還是有讀者會因為驚訝於太過簡單而失望不已。（笑）

然而，我再試著舉幾個例子給各位參考，各位應該能更了解。

味噌能暖和身體，醬油卻會冷卻身體。
乳酪可以暖和身體，優格則會冷卻身體。
焙茶能溫暖身體，綠茶卻會冷卻身體。

看完上述的例子，各位感想如何？我在前一章中，曾提及大多數日本人的脈象偏冰河脈，但冷卻身體的食物之中卻有不少是大眾媒體所推薦的「有益健康」「每天應該都要吃」的食物。

比方說，為了維持腸內環境健康，有些人是每天早晨都要吃一些優格，而如果把同樣是冷卻身體的巴西紫莓、香蕉、奇異果與奇亞籽等加在優格裡吃，各位覺得如何呢？

人體的腸道的主要功能是將身體所需的營養加以消化吸收，並且腸道也是負責保護身體的免疫力要塞，腸道內的消化酵素必須要在40度左右才具有活性，因此，如果原本身體就偏寒的人，大量攝取冷卻身體的食材，如優格時，就會讓腸道陷入偏寒的漩渦之中。

如果在食用優格的同時也充分攝取了溫暖身體的食物，那倒還好，萬一搭配的是麵包、咖啡，或是優格裡又加了砂糖，這些都是讓身體更加偏寒的食物，結果是寒上加寒。

如同我上述的狀況，為了維持健康所長期攝取的食物，如果讓你的身體變得更偏向熱性，或是更偏向寒性的話，我想都不是人們的初衷。

所以，當你努力持續地吃下某些食物，結果並沒有讓你的身體更好、沒有使身體代謝更加提升而達到減肥效果、或是沒有達到你預期的結果，請務必記得，這其中一定有我們疏漏的重點。

圖 10◆溫暖身體的食材與冷卻身體的食材

溫暖身體的食材
義大利麵
萵苣
葡萄
小松菜
蔥
紅酒
紅茶
冰河脈的人

冷卻身體的食材
白蘿蔔
吐司
菠菜
蕎麥麵
啤酒
咖啡
香蕉
火山熔岩脈的人

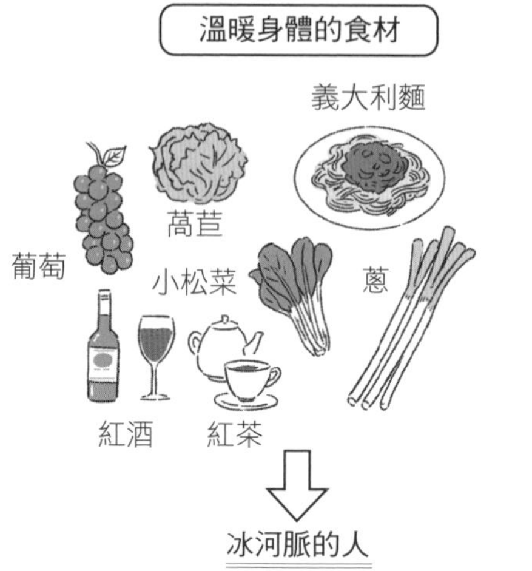

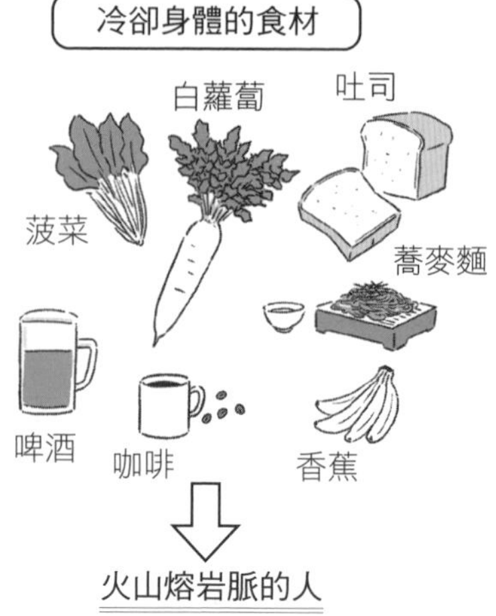

大眾媒體的電視或是網路資訊中，每天都有排山倒海而來的健康食品的廣告或是讓某人成功減肥、重回健康的健康資訊。請試著把之前你所認可的訊息都重新設定一遍，現在起，請從「溫暖與冷卻」的簡單視點去看待與選擇食物，而這正是食養術的基本概念。

因為簡單，所以更容易去實踐，而且能夠持續做就能確實有效。

因此本章中，要跟各位介紹溫暖身體的食物與冷卻身體的食物，同時要告訴各位，當你幫自己診脈，思考身體需要吃甚麼樣的食物時，具體且有幫助的技巧。

脈診食養術的基本②
找出平日已經攝取過多的食物

絕對不存在不能吃的食物

本書的書末收錄了溫暖身體的食物與冷卻身體的食材清單。首先請看看那張清單。

這裡將我們的飲食生活中常見的食物分為「溫」與「冷」。而不屬於「溫」與「冷」的食物則為「平」的食物，這在食材清單裡也能看到。

身體偏寒的人理所當然地要多吃能暖和身體的食物，但在思考自己該吃什麼之前，請先看著食材清單檢視一下，平常自己都吃多了什麼。

我在幫患者把脈時，無論是初診的病人或是老病人，我都會患者細細分析他們最近的飲食生活。

「火鍋的季節，你會不會吃太多白菜了。鉀攝取過多的話，可是會讓腎臟變得虛弱。」

「可能因為身體太疲憊，或是吃過多酸味的食物，所以長疹子發癢。如果酸味的食物吃得太多，就可能會讓身體偏寒，反而使得體力低落。」

基於我這麼多年來幫數萬人把脈的經驗來看，那些會罹患重病的人，或是可能會罹患重病的人，多是攝取過多身體不需要的食物，或是幾乎不攝取身體需要的食物所致。

如同我先前的例子，「早餐吃優格」就是個典型的實例之一。

我想，大部分的人每天會吃米飯或是麵包作為主食，如果一個體寒的人每個早餐都吃會讓身體冷卻的麵包時，我會建議他最好要減少吃麵包的頻率。

請參看書末的食材清單，如果發現自己每天吃著根本不合自己脈象的食物時，只要試著一個禮拜完全不吃看看，你的身體狀況必定有所轉變。

此時，相對的，最好要多吃那些適合你的脈象的食物，但是在這個飲食過剩的時代，少吃要比多吃難得多。

在思考自己究竟該吃什麼樣的食物時，只要先把吃太多的食物品項列成一個表單，你一定會為自己什麼都不能吃而感到震撼，或許有人會在這個階段失去想要試試看我的食養術的欲望。

因為東洋醫學將世界上的如繁星般眾多的食物只分成三個種類，即使你喜歡的食物幾乎都不合你的脈象，好像也並不那麼不可思議。

而且，正如加了許多水果的優格非常適合忙碌的早晨食用一般，現代也有適合現代生活的飲食方式。不單只是為了健康，純粹只是因為好吃而喜歡吃它，在我看來也是很重要的。

在這個充斥著誘惑美食的現代，吃食就是人生中的一種喜悅，我相當贊同這樣的想法。

因此，我的食養術絕對不會跟患者說：「你絕對不能吃某樣食物」。如果萬一患者的血流變得不順暢，我判斷可能是因為吃太多某種食物所致時，我會建議患者暫時先不要吃那種食物，如果身體沒有特別狀況，我大概就只會跟對方說，請盡量依據自己的身體狀況來選擇飲食方法。

脈診食養術的基本③
選擇讓脈象變得平緩的飲食方法

基本上要留意不要使身體變得太寒或是太熱

如果要能長期且有效地實踐我所主張的食養術，最大的訣竅在於能放下「這種食物對身體很寒不能吃，這種食物能溫暖身體，所以可以多吃」這種「不是對就是錯」的二元思考方式。

例如，某人希望「就算我是冰河脈，我每天早上還是想吃麵包」。我會建議他這麼做：可以把每天都要吃麵包改成每兩天或是每三天吃一次，然後慢慢減少，或是在麵包上塗上溫暖身體的食物，以這些方式來慢慢調整。

書末的食物清單上，奶油是平性食物，而乳瑪琳則是冷性食物，因此如果是冰河脈的人，請選擇奶油。然後，不選擇冷性的柑橘果醬，改選能溫暖身體的紅豆醬來塗抹麵包，以加強溫暖身體的作用，使得脈象得以往平緩發展。

另外，會冷卻身體的啤酒不是適合冰河脈的人飲用的酒類，但是在炎熱的夏天，去花園酒吧來一杯啤酒，那種幸福感是無可取代的。

不是絕對非禁止某些食物不可，而是該如何讓身體不往極寒的方向發展，是我的食養術所在意的。因此，請不要在飲食時引發你的壓力，這樣也比較容易長期實踐。

在這裡所謂的不要讓身體變冷是指，讓脈象往火山熔岩脈的方向發展，盡量成為平緩的狀態。如果啤酒是會冷卻身體的食物，那麼搭配啤酒一起吃的零食就以乳酪或是紅肉的生魚片、混合了豆芽的熱炒等能讓身體暖和的食物為最佳選擇。

試著這麼搭配的結果，也就是冷卻的食物加上溫暖的食物，兩者相互抵銷後，身體的血流狀況就不至於往冷卻的方向發展，這樣的說明，我想各位應該能夠了解。

如果持續吃著不適合自己脈象的食物，血流狀況就會變差。一旦血流狀況變差，人體的基礎代謝功能將變得低落，人可能會變胖，也可能會生病。因此，就算應酬，也要盡量避免只喝啤酒，換喝能溫暖身體的紅酒比較平衡。只要像這樣，持續用心選擇食物，你的脈象將能逐漸往平緩的方向變化。

如果不是應酬，而是在家中吃飯，則請盡量選擇適合自己脈象的食物最是理想，但是外食機會多的人則多半身不由己。

選擇在吃到飽餐廳用餐，總是會不小心吃得過多，結果常發現，自己吃下的幾乎都是會讓身體冷卻的食物。

因此，如果要到吃到飽餐廳用餐的話，回家後請泡杯能溫暖身體的焙茶來喝，或是隔天以溫暖身體的食物為主要飲食內容，試著讓身體有機會調整。重點就是，要留意在食物的選擇上不要偏廢。

脈診食養術的基本④

依據脈象123號選擇適合的食材

脈的強弱告訴你身體目前需要的食物

在我的治療院所指導病患的食養術是以疾病的治療、懷孕為目的所做的各式各樣的飲食技術，請患者認真實踐，目前成果頗豐。

然而，如果想要以預防疾病為目的，在日常所需實踐的食養術則只要以「溫．冷」來選擇食物就非常有效果。

因此，請務必將前面介紹的脈診術搭配書末的食物清單上的脈象號碼一起使用。

這些號碼表示123號的脈象，而放在表格中的意思就是，比方說「適合火山熔岩脈的白蘿蔔，尤其在當你的2號脈有異常狀況時就可以吃」。白蘿蔔具有殺菌作用，又含有幫助消化吸收的成份，因此，在吃了過多的甜食時，或是腸胃不適時，最適合吃白蘿蔔。

即使是冰河脈的人，只要在白蘿蔔的菜餚中搭配辣椒粉或是薑等溫性食物，就能用白蘿蔔來減緩腸胃的不適。

像這樣，無論是冰河脈或是火山熔岩脈的人，依據１２３號脈象的狀況，都能從表格中找到適合的食物資訊。

所謂的脈象有異常發生是指，跟平常的脈象相比有明顯不同，例如，搏動特別強、特別弱等，也就是脈的搏動很奇怪。如果要能發現脈象異常，需要平日持續觀察自己的脈象一段時間才能做得到，但是，如果是那種明顯疲弱的脈象或是明顯搏動得厲害的脈象，應該是任何人都能感受得到才是。

尤其是如果你沒感到脈象有異常狀況時，請只要依照符合自己脈象，再詳細一點的話，就是依照１２３號脈象來選擇適合身體的食物，盡量吃得均衡就是最好的養生之道。

提升基礎代謝率
瘦身與脈象的密切關係

血流順暢，排泄就順暢，自然不容易肥胖

當你能夠運用食養術將自己的脈象控制在平緩的脈象時，基礎代謝自然就會提升，就會變成易瘦難胖的體質。從脈診的觀點來看，體質虛寒的人如果想要瘦身就要從改善血流狀況開始。

如果當身體還處於血流不順暢，脂肪無法燃燒的狀態時，過度的減肥反而會成為引發重大疾病的原因。明明身體虛寒、無法完全消化吸收所攝取的營養，此時若是過度節制飲食，將引起營養失調的狀況。當身體陷入飢餓狀態時，大腦就會強烈發出「快吃」的指令，因此反而容易復胖。

當你的脈象有所改善，變得平緩，血流與淋巴的流動變得順暢，此時，即使多吃了一些，消化功能也能充分發揮，體內的老廢物質也能順暢排出體外，身體自然容易瘦下來。

有不少人以前總是焦慮地煩惱著自己的身材過於肥胖，但是當血流變得順暢，心情自然變得正向，自然而然想要讓自己變得更好看，希望生活能過得更開心，當人的想法開始變得積極正向，結果常常是還沒開始動作，身材自然就鬆懈下來。

因此，我對於那些想要減肥、體質虛寒的人，從來不會建議他們要控制熱量的攝取。因為無論如何嚴苛的熱量控制，只要吃的食物是具有冷卻身體的特性，絕對無法對減肥產生效果。

如果你有決心要每天運動、節制飲食，請再加上一項努力的事項，就是幫自己攝取能暖和身體的食物，這樣減肥才能變得容易。萬一你感覺減肥的狀況停滯了，首先請試著先為自己把脈。

早上的那一杯將改變身體
究竟要喝咖啡、紅茶還是精力湯？

有益健康的精力湯或果昔究竟適不適合你的身體

雖然透過書末的食物清單就不難理解哪些食物是冷卻身體的，哪些食物是溫暖身體的，但是，每次要吃東西時就要檢查一下，也未免太麻煩，而且也不可能老是帶著一本書出門時時備查。

因此，我建議那些沒有自信能徹底實踐的人們，只要從改變你每天必須要喝一杯的飲料開始就好。

現代有許多人一早都要有一杯咖啡的時間，然而，對於冰河脈的人來說，一早的咖啡反而是讓血流變得遲滯的主要原因。

但是，參加一場激烈的會議過後，需要讓為工作耗盡能量的頭腦得到休息，喝一杯咖啡是可以讓頭腦暫時休息，也能讓心情得到舒緩的放鬆感。

此時，沒有必要為了身體而勉強自己放棄最愛的咖啡。只要在每天早晨想要讓身體充分甦醒時，或是在家輕鬆休息時，選擇一杯能溫暖身體的紅茶或是焙茶慢慢飲用就好。而工作空檔需要休息時，就不要想太多地給自己一杯喜愛的咖啡吧。這樣試圖取得平衡的作法，反而更容易實踐。

由於飲料經常不是在手邊就是在手中，是日常生活中不可或缺的，因此，我推薦想要實踐食養術的你，入門方法就從有意識地選擇飲料做起。

水分是每日必須攝取的，所以，如果你是一天要喝好幾杯咖啡的人，建議你改成只喝一杯，如此你將會感覺到神清氣爽。

尤其是，兒茶素含量高，人氣高的綠茶，其實是冷卻身體的食物。雖然綠茶確實具有利尿作用，也是搭配茶點的好選擇，但冰河脈的人要注意飲用過量的問題。

另外，雖然有個說法是，涼性的茶飲只要熱熱喝就可以了，對於此，我認為，飲料的溫度與物性無關。

雖然喝熱飲可以讓肚子暫時感到溫暖，但具有冷卻身體作用的綠茶，即使喝熱的，也會在胃部就降溫，就結果來說，終究只是會冷卻身體的飲料。

現代人也有一早就喝百分之百蔬果汁的習慣，這麼做的人也不在少數，但是尤其是水果多數具有冷卻身體的作用，冰河脈的人如果要在早晨喝蔬果汁，得要費心選擇適合的蔬果。

如果是暖和身體的葡萄或是性平的鳳梨倒還好，葡萄柚或是檸檬等柑橘類水果則因為屬涼性，所以要剔除。即使是健康概念的蔬菜汁，常常會為了要喝起來像果汁而加入柑橘類水果，除此之外，通常使用的蔬菜大多數也屬於冷卻身體的食物。

最近使用香蕉或是藍莓等所打成的果昔頗受女性好評，果昔放了許多會讓身體冷卻的水果，短期內會讓人因為豐富的膳食纖維而使得排便變得順暢，但是如果長期飲用，將可能是造成身體變虛寒的主因。

尤其是為了美容而長期飲用果昔的女性不在少數，當臉部出現青春痘或是紅疹、粉刺等時，多數人的脈象會是△（中）—○（強）—×（弱）的狀態。

這種脈象表示肝臟忙於消化而呈現疲乏狀態，如果在這樣的狀態下，大量攝取混有冷卻身體的生菜、水果、豆漿的飲料，可想而知，肝臟將會有越來越多的負擔而顯得更加疲憊。

肌膚狀態通常與肝臟功能是否旺盛有關。如果因為想要美容而喝了果昔或是蔬果汁，反而使得肝臟功能低落，這樣的結果，只能說是本末倒置。

烤雞肉串究竟要淋醬汁還是灑鹽巴來看看調味料的「溫、冷」

用食材加調味料來取得平衡

這本書所介紹的食養術的基本是，選擇適合自己的脈象的食物，但是很多時候是，明明你的脈象並不適合某樣食物，可是你就是想要吃它，或是應酬聚餐時，有時也會難以仔細挑選適合自己的食物。

這樣的情況下，有一個容易實踐的訣竅就是用調味料來調整物性的食養術。日常生活中，我們使用許許多多的調味料來調理食物，因此任何食物都可以藉由調味料來加強或是減少食物原本的溫性或冷性的特性。

其中，在我們的飲食生活中，最常使用的調味料就是鹽與醬油了。

先從結論來說，鹽巴可以溫暖身體，而醬油則具有冷卻身體的作用。

例如，由於雞肉是平性食物，就是不具有溫暖身體，也不具有冷卻身體的作用，因此只要改變調味料就能讓雞肉料理成為火山熔岩脈與冰河脈都適合的料理。

再更清楚說明，以烤雞肉串為例。

清爽且能品嘗到雞肉原味的調味是鹽巴，香味濃郁且具有甜味的調味則使用醬汁。火山熔岩脈的人適合醬汁烤雞肉串，冰河脈的人當然就以鹽味烤雞肉串最適合。但是，如果冰河脈的人就是想要吃醬汁烤雞肉串時，就可以吃一兩串，其餘的就都選鹽味的就好。

選擇鹽巴調味或是醬汁調味，這樣的做法也可以運用在豆腐料理、天婦羅料理與荷包蛋上。

我本身是冰河脈，因此平日就在實踐這樣的做法，吃握壽司時也會選擇沾鹽巴吃。因為米飯本身是平性食物，而混入了會冷卻身體的白醋做成壽司飯就變成冷性食物，而握壽司上的主食材則因食材不同而有溫性、冷性與平性的特性。

所以不論如何，吃握壽司時，只要以鹽巴調味，就能稍稍地將原本的冷性調整回

圖 11◆使身體變暖的調味料與冷卻身體的調味料

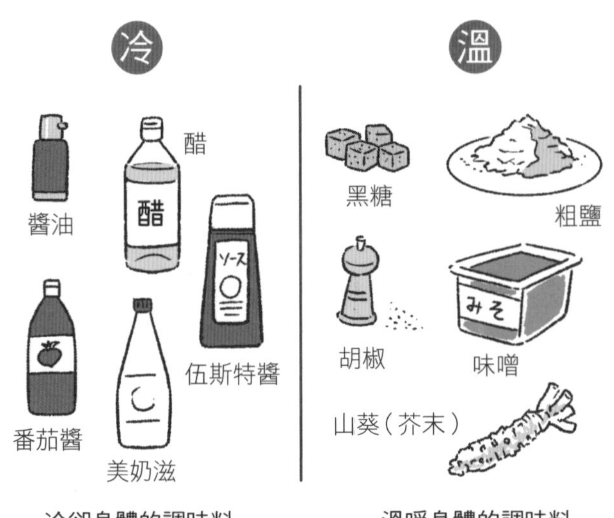

來。另外，吃完握壽司，最好要選擇味噌湯而不是昆布柴魚清湯。我很喜歡吃握壽司，因此只要明瞭自己的脈象，再搭配調味料來調整食物性質，即使是美食家，作為一個脈診師也能安心品嘗美食。

令人出乎意料的，冷卻身體的調味料比想像得還要多，醬油跟醋之外，蠔油、味醂、番茄醬與美奶滋都是。

如果上述調味料都能與溫系食物搭配就能取得平衡，比方說，能讓身體變寒的炒麵，調味時就選擇鹽巴而不選擇醬料、炒菜時也選擇鹽巴、勾芡的食物不用醬油而改用味噌等等，只要小小用心就能依據自己的身體狀況來選擇適合身體的調味料。

另外，甜點或是甜食容易令人覺得是屬於冷性食物，其實並不全然都是。紅豆或是黑糖就是屬於溫性食物，蜂蜜是平性食物，選擇甜點時，心裡想著這些食物，就能吃得開心。

究竟哪些調味料是屬於溫性的，哪些調味料又是屬於冷性的呢？只要事先弄清楚，在烹飪或是外食時就能有些不同。藉由調味料來開始實行食養術，其實比想像中來得簡單，請從每天必喝的飲料與選擇調味料開始，一起來試試食養術。

脈診食養術不需要限制食物
垃圾食物或是甜點都歡迎

泡麵請改用茶來泡

有時根本就沒有食慾，卻莫名地想吃重口味的垃圾食物或是速食食品，而且大家都說這樣對身體健康沒有益處，但我就是想吃。我相信，不論是吃垃圾食物或是速食食品對現代人來說，都是舒壓的一種方式。

坦白告訴你，我也是泡麵愛好者。

來院接受治療的患者們之中，當然也少不了喜歡吃泡麵的人，因此，他們總是問我「實在是很想吃泡麵的時候，該怎麼吃得健康呢？」

其中最受患者歡迎的健康吃泡麵法就是荒唐的用茶泡泡麵的方法。

圖 12 ◆用茶泡泡麵

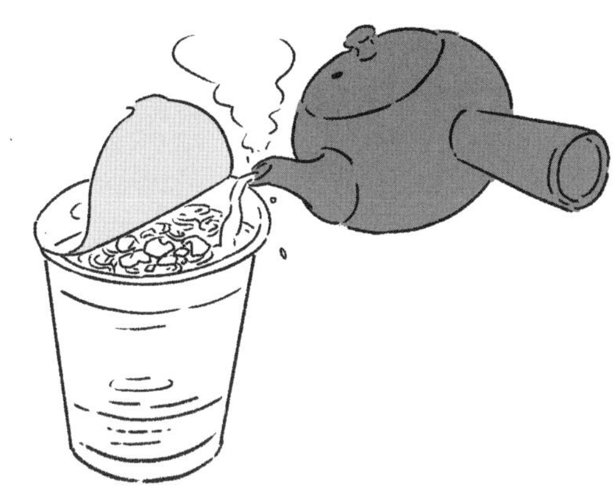

火山熔岩脈的人請用綠茶，冰河脈的人請用焙茶。

用茶泡泡麵時，火山熔岩脈的人適合冷卻身體的食物，因此選用綠茶，而冰河脈的人則需要溫暖身體的食物，就選焙茶。泡麵的做法跟用熱水泡泡麵時一樣，等茶壺裡的茶沸騰，倒入呈裝了泡麵的杯子或是碗裡，等三分鐘就可以吃了。

如果你擔心，用茶泡泡麵會變苦，其實不用擔心。因為泡麵調味料包總是味道非常濃郁，所以加入茶湯後，基本上泡麵的味道並不會有什麼改變。

其中最為重要的是，以茶湯代替熱開水，因為茶湯能將泡麵中有害身體的物質中和掉。茶葉裡所含有的兒茶素具有能阻凝身體吸收泡麵中的食品添加物的作用。

再者，如果要吃泡麵，我建議加入白蘿蔔苗一起吃。白蘿蔔苗含有異硫氰酸鹽類化合物，具有解毒成分，也具有能將泡麵中的添加物或是反式脂肪加以中和的作用。

經常吃泡麵果腹的人，只要能用我的方法吃泡麵，一兩年後，血流狀況與身體狀況會完全改變。

順帶一提的是，日式炒麵的泡麵經常會附美奶滋，以食養術的觀點來看，泡麵加上美乃滋的組合非常有好處。

原因在於美奶滋通常含有醋的成分，醋能使日式炒麵的泡麵中所含的焦糖色素更容易分解。

吃太多甜食時，來一杯番茄汁

吃完會引發人們罪惡感的前三名食物，除了垃圾食物與速食食品外，就是使用了大量砂糖的甜點了。

尤其是對於身體偏寒的冰河脈的人，我通常建議多吃暖和身體的巧克力與紅豆，其他的就不適合了。

但是，當我們累積了壓力，且大腦的血糖低落時，自然而然就想要吃甜食。大家應該都有在吃到飽餐廳吃下過多的蛋糕、買了一整盒巧克力卻一下子吃光的失敗經驗。

接下來就讓我來跟大家說說，萬一吃了過多的甜食時，該如何應對。

例如，某天不小心吃了兩個蛋糕時，請在吃完後馬上確認自己的2號脈。

不論你是火山熔岩脈還是冰河脈，脈象應該都會變得很突出，並且會有強烈跳動感。

此時，請參照75頁介紹的做法，以大拇指有些用力地按壓右腳小腿內側的陰陵泉穴。按到有痛感時，就表示你明顯吃太多甜食，要設法讓身體回到平衡狀態。

此時我建議要喝番茄汁。

番茄汁裡含有茄紅素成分，當我們吃太多甜食時，它具有讓血糖值回復正常的作用。

購買番茄汁時，要注意購買沒有添加鹽分的100%番茄汁，並請最晚在睡前飲用，隔天早晨起床時，脈象應該就不會再有強烈跳動感。

吃飽飯後的脈診也很重要
飯後六十秒就知道脈象

現在吃的食物對身體有益否，讓脈象告訴你

現代人的飲食生活正處於慢性的「飲食過度」狀態中。其中最令我在意的是，過度相信氾濫的健康資訊所帶來的偏食結果，最終引發疾病的案例並不在少數。

也就是說，人們大多變成偏向火山熔岩脈或是冰河脈。如同我前面數次提過的，這世界上並不存在適合每一個人體的食物。

你現在吃下的食物能溫暖身體或是冷卻身體，只要在吃完六十秒後幫自己把個脈就會知道。六十秒是我許多年來，為超過三萬五千人把過脈、指導食養術後，所得出的統計數字。

當你原本疲弱的脈象變得非常有力時，就表示身體正處於溫暖狀態。相反的，如果原本跳得很有力又快速的脈象變得比較沉穩時，就表示身體從過熱降溫回來。

一開始或許很難辨認自己的脈象，但不要擔心，不需要在意太過細節的部分，只要能判斷自己是屬於火山熔岩脈的人、或是冰河脈的人，並且有意識地為自己選擇適合的食物，原本那些惱人且原因不明的疲累感、晚上無法熟睡的狀態、心情鬱悶的狀態都會慢慢地消除。

雖然不適狀態並不會一下子就消除，但長此以往，一週、一個月或是一年，就會為你的身體帶來影響。

只要留意，燥熱體質的人請吃能冷卻身體的食物。

偏寒體質的人請吃暖和身體的食物。

食養術的法則超級簡單。

只不過，脈診的有趣之處就在於，不單只是每天選擇食物而已，也能將脈診活用在日常生活的各種場合中。

下一章，我們不只聚焦於身體狀態，也要來調整心理狀態，將要為各位介紹YUMIE PULSE派的脈診生活。

想要懷孕時的脈診與食養術

女性屬於冰河脈體質的人，如果感覺有婦科困擾時，通常3號脈會變得非常疲弱，如果有伴隨發炎狀態的話，應該在疲弱中會有突起的跳動感。

此時，請積極攝取能溫暖身體的食物，比方說，葡萄、南瓜、紅豆飯等能讓3號脈恢復的食物。

尤其是，女性的身體會因為生理期或是排卵期而有體溫的變化。生理期中到下次排卵，是女性身體最冷的時刻，所以此時會特別感到3號脈的疲弱。相反的，當身體開始排卵，體溫就會逐漸上升，脈的搏動自然地也變得有力。

有的女性即使沒有打算要做不孕症治療，為了懷孕做準備時就開始測量基礎體溫並做紀錄，我在此建議，如果有打算懷孕，除了基礎體溫，各位請務必幫自己把脈。

即使過了排卵日，脈象仍顯疲弱，身體可能因為某因素而沒有排卵，也就是說，生殖系統可能出現了異常。

只要清楚知道身體之所以出現排卵障礙的可能因素，應該就會知道是否該去

想要懷孕時的脈診與食養術

醫院接受檢查或是該如何應對。所以應該不會再因為不明所以的狀態而陷入不安之中。

在我的治療院中，有很多為了不孕症而煩惱的女性，以我之前的經驗可知，四十歲之前的女性只要好好實踐「溫、涼」的食養術，就可以成功受孕。五六十歲的女性則在「溫、涼」食養術之外，我會再針對個人體質給予特殊食養術建議。

有時不孕症治療會合併漢方藥與針灸的治療模式，但以我的經驗來說，只要使用脈診與食養術就曾經成功讓五十多歲的女性懷上孩子。事實上，光是食養術就能對身體健康產生足夠的效果。

藉由脈診來養成聆聽身體聲音的習慣，選擇適合自己身體的食物。這麼做不單只是能預防疾病，也能讓女性身體特有的週期維持正常。

Chapter

4

提升健康狀況也提升運勢！

脈診生活的建議

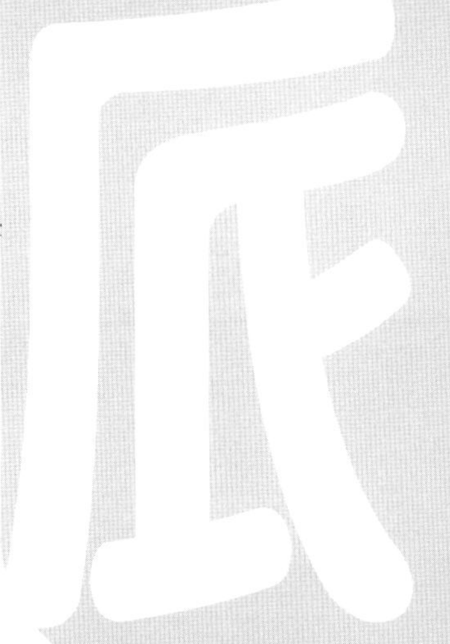

將脈診融入生活
用脈來控制心的起伏

吃得過多、工作太過，讓身體處於慢性疲勞的現代人

當頭腦昏沉、總是提不起勁變成常態時，人甚至會變成弄不清楚自己的狀態究竟是如何。

藉由脈診與食養術讓脈與血流狀態變得平穩時，人也會變得有精神，但是對於現在正感到心累、沮喪的人來說，他們甚至連想要讓身體恢復元氣的欲望都沒有。

雖然說是為了自己，但是想要振作在某個領域有個新的開始是需要相當的能量與欲望的。我建議，尤其是如果你剛好也在這樣的狀態中，請務必養成每天幫自己把脈的習慣。

因為脈診並不需要學習特殊技能，也不需要花費許多時間與金錢。你甚至不需要特地出門去到某處、也不需要花錢買工具、更不需要特別去見某人，這一切繁瑣都不需要，你所要做的只是學會控制自己身體狀況的技術而已。

脈診與食養術兩者就能夠控制不單只是妳的肉體，還包括心理層面。

人一旦遭遇到開心或是驚嚇等讓人感到心情大大起伏的事，無論是對自己來說是好事或是壞消息，心臟都會處於興奮狀態。此時，心跳數理所當然地會增加，因此，脈的搏動也會變快且變得有力。

前一章，我已經跟各位介紹過，關於食物對於身體機能與健康的密切關係，如果心的波動會影響脈象的話，也是可能以食物的調整來達到自我控制的目的。

我相信，很多人明明已經非常疲累了，卻告訴自己「我還可以再撐」，然後勉強自己不休息，或是明明心裡難受得要命、想哭得不得了，卻告訴自己「沒事」，然後，勉強自己表現得很堅強。

人生有時確實需要這樣假裝一下，我們雖然可以欺騙大腦，卻無法騙過自己的脈象。

脈的虛弱與血流的遲滯，正是身體所發出的悲鳴，如果忽略不管、一昧地勉強自己，遲早有一天會生病。因為身體的求救聲只有你自己才聽得到，旁人是無法察覺的。

我在本章中要向各位介紹，以脈診與食養術控制心的方法，以及各位能讓生活過起來順心如意的幾個脈診術。

所謂的脈診，也就是了解你身體與心理的真實狀態。只要各位能好好地聽取身體與心理的真實狀態，採取適切的應對之道，不只會變得健康，人生也會變得豐富。

你的疲倦是身體引起的，還是心理引起的

以1號脈來判斷腦部的健康狀態

休假時，我們通常會去泡泡溫泉、與朋友一起去小酌一番、或是去按摩與整脊整骨來放鬆身體與心理。

現代人雖然會趁著忙碌的空檔，設法做許多能讓身心煥然一新的事情，但是，好不容易放鬆了的身體與心理，只要一到上班日就立刻被打回原形，多數人會感到身體沉重，假期中為了放鬆身心的作為根本一點也無法消除疲勞。

休假時，明明想要好好休息，腦子卻不停地思考著工作、長期淺眠易醒、長時間感到身心不適，此時，請試著把一下1號的脈。

如果把1號的脈象與2、3號的脈象相比，發現1號的脈象並不特別疲弱，而且

是有力的狀態的話，就表示單純只是身體疲勞。此時，請避免下班後的聚會與應酬時喝酒，暫時早早回家，早早上床睡覺。只要改掉睡前滑手機或是打電腦的習慣，就可以睡得很深沉，也能消除疲勞才是。

另外，萬一1號脈變得很疲弱，難以摸到時，請一定要特別注意，因為這表示腦部非常疲累。用腦過度、思慮過度、總是感到心慌不安時，極有可能是平日過度壓抑自己。多數現代人即使身體不特別感到疲累，腦子卻運轉個不停，根本就處於虛弱狀態。

此時，應該要把焦點放在心理的疲勞上，而不是身體。人們總是因為用腦過度而常常感到不安，而當人感到事與願違、使不上力時或是身體不適時，總是會勉強自己要「設法改善狀況」「多吃點營養的東西」，殊不知這樣的做法反而會讓情況更糟糕。

我希望大家知道，當1號脈象很疲弱時，最重要的反而是增加放空的時間，讓大腦與心情能輕鬆。也就是說，不要再讓自己思慮過度，但是在這個充滿刺激的現代，要做到全然放鬆幾乎是不可能的事。

比方說，為了做到心與腦放鬆，如果請了三天的休假去泡溫泉，卻仍舊離不開手機與電腦，將不會產生任何效果。請務必盡可能地遠離電視、電腦、網路與社群軟體。請試著勉強自己，不要跟誰見面聊天，只單獨一人好好度過休假。可能的話，完全放下工作，或是暫時不要加班等，讓自己盡可能地遠離壓力源。

遠離壓力源的同時，每天再吃十顆杏仁的食養術將更能增加放鬆效果。由於杏仁富含的維生素E與多酚成分，具有活化大腦的功用。火山熔岩脈的人適合吃無鹽杏仁，而冰河脈的人則適合吃加了日曬天然海鹽的杏仁。如果注意食用量，杏仁巧克力也是為大腦補充血糖的好選擇。

一旦1號脈長期處於疲弱狀態，除了會影響心理健康外，也有案例是因此而罹患腦梗塞或是失智症的。

如果你有些擔心脈的狀態，可以分別在一天內的幾個不同階段，好好地測量一下脈象。比方說，洗完澡後放鬆狀態下的脈象變快，或是坐捷運要去上班途中，脈象變得微弱等的這些變化，即使只有一些差別，你應該能感覺得到才是。

也就是說，盡可能讓脈象長時間維持在搏動有力的狀態，這正是使脈象接近回復平穩的訣竅所在。

當人的身體處在放鬆狀態，大腦或許仍舊想東想西，試圖想要喚起你的行動力、想要你開始思考、想要你起來奮鬥，此時請千萬不要被大腦欺騙。

畢竟，自己的大腦要靠自己守護。

這麼說雖然有點奇怪，但事實是，由於思慮過度，被大腦與思考所殘害的現代人絕不在少數。

適合各種脈象的洗澡與睡眠訣竅

藉由脈象來改變你的生活型態

洗澡與睡眠最能消除一天的疲勞。

近年來由於昂貴的入浴用品與寢具非常流行，我發現，人們重新重視洗澡與睡眠品質，如果在選購用品時，能一併考量自己的脈象，那麼消除疲勞的效果將會更高。

經常聽說「半身浴能消除疲勞」，然而，長時間浸泡於溫水中的半身浴，原本就適合身體有熱的火山熔岩脈的人。因為溫水能中和火山熔岩脈的人的體溫。

那麼，如果由冰河脈的人泡半身浴的話會如何呢？不難想像，他們的身體將會更為冷卻。

圖 13◆適合各個脈象的入浴法

冰河脈

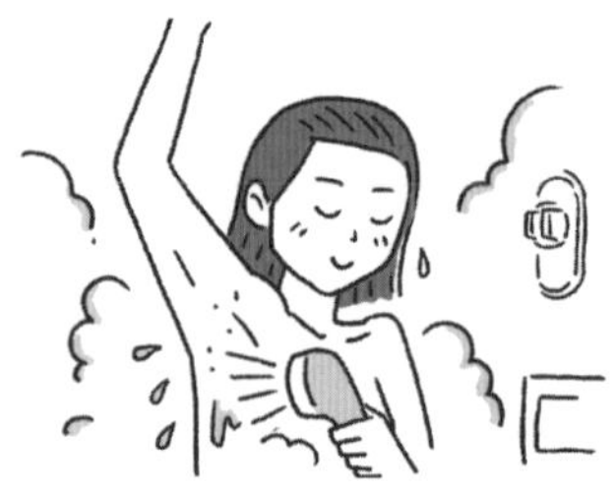

請用蓮蓬頭沖腋下

火山熔岩脈

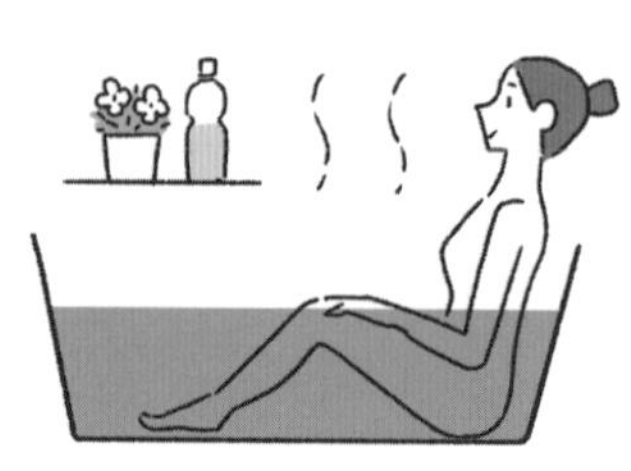

請慢慢享受半身浴

冰河脈的人比較適合這麼做：泡在四十度以上的熱水中兩三分鐘後起來休息，如此重複數次。一般人容易認為，正由於身體偏寒，所以才要泡久一點。恰恰相反，冰河脈的人體力不足，長時間浸泡在熱水中，身體能量會流失，反而會越泡越累，疲勞難以紓解。

正是由於脈象微弱、身體虛寒這兩點，表示了身體正處於極度疲勞的狀態，不要泡澡才是上上策。反而是沖個幾分鐘的熱水澡，對身體才比較好。尤其對頸部或是腋下這些淋巴聚集之處沖熱水，更能促進血液循環，心情也能放鬆。

另外一提的是，不論是火山熔岩脈的人或是冰河脈的人都非常適合泡湯。因為多數人能量匯集的泡湯池，不只能消除疲勞，還能增強免疫力。

睡眠不足的應對法

就算不花錢購買昂貴卻能幫助你消除疲勞的寢具，只要把握睡前的時間就能改善你的睡眠不足。

首先，針對非得用力否則把不到脈的冰河脈的人，請在睡眠喝一杯能促進血液循環的碳酸飲料。最好的碳酸飲料是無味的氣泡水。如果你希望能來一杯啤酒幫忙放鬆心情，為了不讓身體冷卻，請搭配溫暖的食物如乳酪等。

身體總是有熱、過度思考的火山熔岩脈的人，則絕對不能在睡前滑手機、打電腦或是看電視。因為外界刺激容易使身體產生熱，讓人更覺疲勞，所以請務必遠離。

再者，由於萵苣中含有的萵苣素成分具有誘導睡眠的功用，所以晚餐吃，能使人自然想睡覺。

在此要提醒，千萬不要因為無法順利入睡，而輕易依賴安眠藥。

因為，一旦開始服用強迫大腦休息的安眠藥物，大腦會漸漸變得不聽使喚。比方說，當大腦不肯休息時，就會過度使用血液，據說濫用安眠藥容易引起心臟衰竭。

另外，究竟該在睡前洗澡還是早晨睡醒後洗澡，眾說紛紜，我認為只要適合你的生活型態，無論是何者都適合。如果你認為，洗完澡更容易入睡，那麼就睡前洗澡，但如果你認為，洗完澡精神會更好，就起床後再洗澡，這樣更符合身體狀態。

讓身體湧出氣力的脈診食養術 重要的會議報告前，最好來碗牛丼

心理的牛肉、身體的豬肉

任何人在重要的報告或是會議、比賽或是考試當天，總是非常緊張、內心焦慮不安的。

另外，光是想到對方的臉龐就感到惶惶不安，卻非得要跟對方見面，或是要前往向客戶道歉等，這些時刻也都令人焦慮。

由於這些時刻，精神壓力經常已經達到巔峰，越是接近時間或是地點，心跳越是快速。無論此時的脈象是深或是淺，如果把脈時，發現脈的搏動較平常快速的話，我有個能緩和緊張的方法提供各位參考。

那個方法就是在有重要事項的當天或前一天晚上吃牛丼，也就是牛肉蓋飯。

我出生於日本山梨縣的富士吉田市，小學時因為父母工作的關係，遷居到大阪，直到成年，我都住在那裡。

我的母親由於從小在日本的關東地區成長，所以當我們舉家搬遷到隸屬關西地區的大阪時，為了與大阪的歐巴桑相處，她可是吃足了苦頭。大阪人的個性是大喇喇、好交際，人情味濃厚的，對於一向冷靜慣了的關東人的母親來說，總是感到一股人情壓力。

也就是，重人情、有活力的大阪人與柔和內斂的關東人。

如果要試著以食養術的觀點來看兩種人的差異，那就是習慣吃的肉類的差異吧。

相對於關東人，關西人吃牛肉的機會多上許多，關西人喜歡吃放了牛筋的大阪燒或是牛肉烏龍麵等。實際上，由於牛肉含有活絡大腦荷爾蒙的成分，因此喜好吃牛肉的人，不但心情開朗、不拘小節，非常樂觀，因此，吃牛肉可以防止大腦陷入鑽牛角尖的思考狀態。牛肉因此被視為有返老還童效果，是頗受矚目的抗老化的食材（花生四烯酸（Arachidonic acid））。

圖 14 ◆吃牛丼與漢堡來增強活力

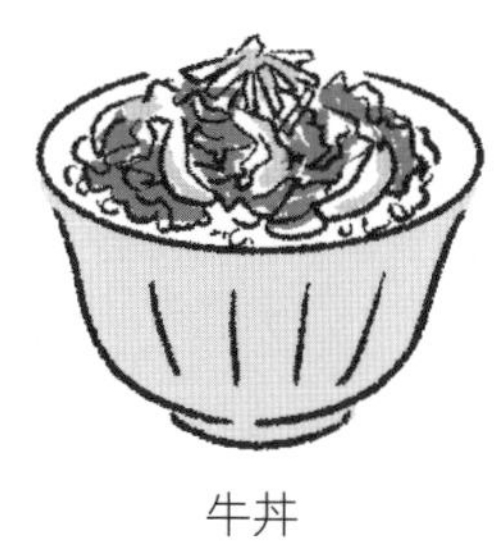

牛丼

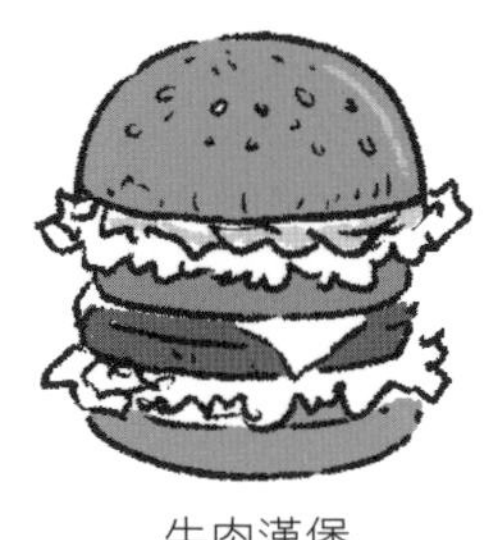

牛肉漢堡

含有能活化腦內荷爾蒙的牛丼與漢堡，適合在重要日子時食用。

每當有不順心的事發生，就會長時間陷入鑽牛角尖、反覆思索狀態的人也很適合吃牛肉。牛肉料理可以穩住你在面對人生大事、重要事項前後那惶惶不安、焦躁不已的心情，也能讓你在想振作精神時，助你一臂之力。

另外，火山熔岩脈的人吃牛肉時，再加上馬鈴薯沙拉；冰河脈的人則加上一碗味噌湯，相信這樣一來，牛肉將成為一道你專屬的能量料理。

即使不是牛丼，放了生薑醬油、味醂一起煮的佃煮牛肉做成飯糰、速食店裡的百分百牛肉漢堡也都不錯。

如果要吃漢堡，建議火山熔岩脈的人可以吃

原味的漢堡或是照燒口味的漢堡。冰河脈的人則推薦起司牛肉漢堡。

另外，如果純粹是因為身體的疲勞導致沒有衝勁時，則吃富含維生素B1的豬肉料理才是正確的。

例如，今天耗盡心力工作，明天的休假要去期待已久的露營，希望明天能精神飽滿的話，請在前一天晚餐吃豬肉料理來養足精神。

牛肉對大腦與心理的放鬆非常有幫助，豬肉則是能幫助身體恢復元氣。

只要了解這兩者的差異，就能輕易地對抗生活中的壓力。

消除憂鬱也很有用！面臨危機時，冰與碳酸飲料可以解救你

氣泡水能促進血液循環、溫暖身體

現代人有許多人罹患了憂鬱症或是躁鬱症的心理疾病。如果出現了會影響日常生活的明顯症狀時，當然應該要去醫院讓醫生診斷。但是，如果症狀曖昧令人猶豫，正煩惱著是否需要去看醫生，只是內心有滿滿的苦無人訴說的人，事實上非常之多。

例如，明明剛剛還跟人們聊得很開心，卻突然為了某人的一句話感到興奮不已，或相反地感到沮喪不已等有這類的情緒落差出現。

又比方說，因為不順心的事不斷發生，一點也不想起床，只想窩在被窩裡的上班

日早晨。

坐上電車，或看到討厭的蟲子，類似這種當某種特定狀況發生，人就會開始出現冒汗、感覺噁心，全身被不安感包圍等症狀。

遭遇極大的挫敗、失戀等讓心受了重傷，不論是工作或是家事都使不上力的狀態。

以上這些狀態，無論是任何一種，從脈診的觀點來看，首要都是患者要好好休息。但如果非得要振作精神的話，就讓我來向各位介紹能夠調節心理的食養術。

當人處於精神上的不安、煩悶、感到悲傷或是陷入負面思考不能自拔等心理感到疲弱時，1號的脈象應該是無論如何按壓都很難感覺到的狀態。

面對這樣的狀態，我的獨門治療法是建議患者飲用能促進血流狀態、溫暖身體的氣泡水。如果沒有無糖的氣泡水，則請選擇沒有香料、無味的蘇打水或是彈珠汽水也可以。

陷入突然的歇斯底里狀態時的應對法

如果患者陷入突然淚流不止的狀態，或是焦躁不安、不知如何是好而感到痛苦並陷入歇斯底里的狀態時，請試著在患者的舌下放入一小塊冰塊。

如果患者發作時，是在戶外，那麼最好的解決之道就是走進速食店，購買一杯有冰塊的汽水，讓患者飲用。如果此時患者有食慾，為了緩和已陷入胡亂思考的大腦，讓他吃個牛肉漢堡是個絕佳應對方式。

氣泡水或是冰塊，充其量只是緊急處理的方法，但卻是能在第一時間緩和場面，並讓對方恢復平心靜氣的狀態的方法。由於冰塊的冷卻效果強烈，能讓爆走的思緒中止，使人的心神往內收攝回來。

如果你感覺自己偶爾有上述症狀，請在日常生活中善用吃冰塊的技巧。以我的觀察，這類型的人即使只是偶爾忘了帶東西，都會焦慮不已、很在意別人說的話，無法專注於自己身上，也容易漫無目標。

如果只把注意力放在擔心的事物上，只會讓生活的幸福感與人生的充實感變得薄弱。一旦發現自己的心又開始惶惶不安，請把冰塊含在舌下，讓注意力回到自己身上。

當人的心情能夠平穩、平靜，也能關注到日常的小幸福上時，1號脈的脈象一定是接近平緩的。

脈象也能感知你的喜怒哀樂
脈象會傳達你的心情

靠把脈就能立刻獲知身體與心理的真正訊息

請各位想想看。通常你在做了什麼事之後，會感覺1號的脈象充滿活力呢？有些人是在閱讀後，感覺好奇心被滿足時，有些人是在跟朋友們去卡拉ＯＫ歡唱過後。

無論是在社群網站上老是貼充實生活照、或是在聚會時表現得很開心，我這個脈診師只要把個1號脈就會立刻知道，對方究竟是不是真正的感到幸福。

人在興奮時，血流速度會增加，相反地，情緒低落時、沒有精神時，血流就會變得緩慢且疲弱。感情（情緒）可以經由思考而被阻斷或是被扭曲掉，但是只有血流狀態與脈象是大腦也就是思考所無法左右的。

舉個例子來說，比方，為了尋找租屋處，你輾轉看了好多間房子。某間房子租金雖然便宜，卻引不起你的感覺、你完全對它不感興趣，但是另一間房子各種條件都很糟，你卻對它很有感覺，待在裡面就是覺得舒服。

正是這個難以抉擇的時候，脈象反而表現出一切。

如果你需要身為脈診師的我給一點選擇租屋處的建議，毫無疑問地我會建議你以脈象來做為選擇判斷。因為，與其待在一間你完全沒有感覺的屋子，不如選一間能讓你感到安心有歸屬感的房子，這時你的脈象將顯得接近理想的脈象。

如果是一位正在戀愛的人，可以試著在見到情人時，幫自己把一下脈。如果對方真的能令你感到雀躍與幸福感的話，你的脈象應該是充滿活力才對。

萬一脈象並不充滿活力，那麼，要不是你勉強自己跟對方在一起，就是你有其他更關心的事或是煩惱糾結著。

我希望各位能在生活中的各種情況下，當你要做出選擇或是下判斷時，都能活用脈診術。因為與其用大腦用力思考，不如用你的身體與心理的真意來做出選擇。

比方說，當你正猶豫著該不該買東西時，或是不知道該選誰當男女朋友時，類似這種難以做出選擇的時刻，只要趁著該物品或是該對象在眼前時，把個脈，看看脈象就會知道該如何選擇。

當然，剛一開始用這個方法時，有可能遭遇到脈的反應非常微弱、解讀錯誤的情況，但是別擔心，只要平日多加練習，養成幫自己把脈的習慣，慢慢地你就能解讀身體發出的訊息。

相信我，脈診除了可以幫助你維持健康，還能在人生各個面向也幫上忙。

卷末資料

脈診食養術

「溫」「冷」「平」食材清單

冰河脈的人適合的食材

	溫暖身體的食材	從脈象能發現身體的異常
穀物・麵包・麵類	米粉	2
	日式年糕	3
	紅豆飯	3
	玉米片	2
	義大利麵	2
蔬菜類	南瓜	3
	栗子	3
	松茸	2
	青蔥	3
	高麗菜	2
	蕪菁	2
	洋菇	2
	蒟蒻	3
	小松菜	3
	青江菜	3
	萵苣	1
	豆芽菜	3
	蓮藕	2
水果類	葡萄乾	3
	葡萄	3
	桃子	2
	櫻桃	2
	茄子	2
	杏桃	3

	溫暖身體的食材	從脈象能發現身體的異常
肉類・魚類・海鮮	小羊肉	3
	鴨肉	3
	烤豬肉	2
	鮪魚罐頭	1
	雞肉	2
	鯨魚肉*	1
	鮪魚肉	2
	柳葉魚	1
	星鰻	2
	鱈魚卵	3
	牡蠣	3
乳製品・蛋・奶	奶油乳酪	1
海藻類・豆類	紅豆	3
飲料・酒・甜點	巧克力	2
	大福	3
	蜂蜜蛋糕	2
	果凍	2
	紅茶	2
	可可	3
	紅酒	3
	日本酒	2

*本書譯自日文。日本有食用鯨魚的習慣，但在台灣禁食鯨魚。

	溫暖身體的食材	從脈象能發現身體的異常
調味料	黑糖	2
	麥芽糖	2
	胡椒 （當肺部感到不適時，請少用）	1
	咖哩塊	3
	山葵膏	2
	味噌	3
	豆瓣醬	3
	黃芥末	1
	日曬鹽或是粗鹽	3
	紅酒醋	2
	柴魚高湯	2
	小魚乾	1
	飛魚做的高湯	1
	用昆布或是小魚乾熬的高湯	3

冷卻身體的「冷性」食材清單

適合熔岩脈的人的食材

	冷卻身體的食材	從脈象能發現身體的異常
穀物・麵包・麵類	白米粥	2
	糙米粥	2
	糙米	2
	小麥	3
	吐司	2
	法國麵包	2
	牛角麵包	2
	貝果	2
	黑麥麵包	3
	全麥麵包	123
	烏龍麵	2
	蕎麥麵	3
	油麵	2
	泡麵	2
	麵線	2
蔬菜類	馬鈴薯	3
	胡蘿蔔	2
	白蘿蔔	2
	竹筍	3
	菠菜	3
	西洋菜	2
	山茼蒿	2
	西洋芹	2
	白蘿蔔苗	2
	山麻	3
	蘘荷（茗荷、日本生薑）	2

	冷卻身體的食材	從脈象能發現身體的異常
蔬菜類	黃瓜	3
	茄子	3
	苦瓜	2
	蒟蒻麵條	3
水果類	香蕉	3
	芒果	3
	哈密瓜	3
	柿子	2
	蘋果	2
	洋梨	2
	奇異果	3
	李子	3
	檸檬	2
	柳橙	3
	葡萄柚	3
	木瓜	3
	酪梨	2
	草莓果醬	3
	桃子罐頭	2
	橘子罐頭	2
肉類・魚類・海鮮類	火腿	2
	培根	2
	香腸	2
	義式臘腸	2
	鰻魚	2
	干貝	1

	冷卻身體的食材	從脈象能發現身體的異常
肉類・魚類・海鮮類	海膽	2
	鮭魚卵	3
	蛤蜊	3
	蜆	3
	鮑魚	3
	文蛤	3
乳製品・蛋・奶	低脂鮮乳	2
	脫脂鮮乳	2
	煉乳	2
	冰淇淋	2
	優格	2
	乳瑪琳	3
海藻類・豆類	黃豆	2
	毛豆	3
	豆漿	2
	豆腐	2
	豆渣	2
	油豆腐	2
	豆包	2
	昆布	3
	青海苔	3
	羊栖菜	3
	海蘊	3
	寒天	3
	石花菜	3

	冷卻身體的食材	從脈象能發現身體的異常
飲料・酒・甜點	紅豆泥	3
	糖果	2
	大福	3
	甜甜圈	2
	牛奶糖	2
	洋芋片	2
	水果蛋糕	2
	鬆餅	3
	日式糰子	2
	奶油餅乾	2
	蘇打餅乾	2
	綠茶	3
	100% 純果汁	2
	咖啡	1
	咖啡歐蕾	2
	啤酒	3
	沙瓦	2
調味料	白糖	2
	細白糖	2
	楓糖漿	2
	醬油	123
	番茄醬	2
	美奶滋	2
	伍斯特醬	3
	蠔油	3
	日式沾麵醬	3

	冷卻身體的食材	從脈象能發現身體的異常
調味料	味醂	21
	番茄醬料	3
	米醋	2
	昆布高湯	3

「平性」食材＋火山熔岩脈・冰河脈個別的調味料

	「平性」食材	從脈象能發現身體的異常	各脈象可使用的調味料	
			火山熔岩脈	冰河脈
穀物・麵包・麵類	白米	2	原味	黑芝麻
	麥片	3	蜂蜜	鹽
	冬粉	2	醬油	味噌
蔬菜類	美生菜	3	美奶滋	咖哩風味
	青椒	3	醬汁	味噌
	四季豆	3	醬汁	味噌
	青蘆筍	3	醬汁	味噌
	花椰菜	3	醬汁	味噌
	山藥	3	醋	辣椒粉
	台灣山藥	3	三杯醋*	鹽麴
	芋頭	3	燉煮	鹽
	地瓜	3	蜂蜜	奶油
	金針菇	3	醬油	鹽
	杏鮑菇	3	醬油	鹽
	香菇	3	醬油	鹽
	鴻喜菇	3	醬油	鹽
	滑菇	3	醬油	鹽
	黑木耳	3	醬油	鹽
水果類	鳳梨	2	原味	鹽
	藍莓	2	原味	鹽
	草莓	3	煉乳	黑糖

*譯註：三杯醋是糖、醬油、醋以一比一比一的方式調配而成的醬汁。

	「平性」食材	從脈象能發現身體的異常	各脈象可使用的調味料	
			火山熔岩脈	冰河脈
肉類・魚類・海鮮類	牛肉	1	柚子醋	鹽
	牛五花肉	2	醬油	胡椒鹽
	牛肝	2	醬油	鹽
	豬肉	2	柚子醋	鹽
	雞肉	2	柚子醋	鹽
	鴨肉	2	蕎麥	山葵
	雞肝	3	醬油	鹽
	烏骨雞	3	美奶滋	山葵
	火腿	3	美奶滋	山葵
	生火腿	3	美奶滋	山葵
	午餐肉罐頭	3	美奶滋	山葵
	鰹魚	2	柚子醋	山葵
	沙鮻	2	柚子醋	鹽
	秋刀魚	3	柚子醋	鹽
	竹筴魚	2	醬油	味噌
	鱈魚	3	醬油	鹽
	銀鱈	2	醬油	味噌
	比目魚	3	醬油	鹽
	鰈魚	2	醬油	鹽
	吻仔魚	3	柚子醋	山葵
	鮭魚卵	3	醬油醃漬	原味
	花枝	2	醬油	鹽

	「平性」食材	從脈象能發現身體的異常	各脈象可使用的調味料	
			火山熔岩脈	冰河脈
肉類・魚類・海鮮類	蝦	2	醬油	鹽
	海參	3	三杯醋	山葵
	血蚶	3	柚子醋	鹽
	鮑魚	3	醬油	山葵
	海鞘	1	七味粉	辣椒粉
	海蜇皮	1	三杯醋	塔巴斯科辣椒醬
	魚漿片	3	炸物	山葵
	竹輪	3	炸物	山葵
	魚板	3	炸物	山葵
乳製品・奶・蛋	牛奶	1	—	—
	奶油	1	—	—
	蛋	1	—	—
豆類・海藻類	納豆	3	醬油	鹽
	青豆	2	醬油	鹽
	花生	1	原味	鹽
	杏仁	1	原味	鹽
	腰果	1	原味	鹽
	開心果	1	原味	鹽
甜點・飲料・酒	銅鑼燒	1	綠茶	焙茶
	巧克力	1	黑咖啡	原味
	巧克力蛋糕	2	黑咖啡	紅茶
	蜂蜜蛋糕	2	黑咖啡	紅茶

	「平性」食材	從脈象能發現身體的異常	各脈象可使用的調味料	
			火山熔岩脈	冰河脈
甜點・飲料・酒	布丁	1	黑咖啡	紅茶
	奶凍	1	黑咖啡	紅茶
	法式焦糖布丁	1	原味	紅茶
	甜薯塔	1	原味	紅茶
調味料	冰糖	1	與冷性水果一起食用	與溫性水果一起食用
	蜂蜜	2	與冷性水果一起食用	與溫性水果一起食用
	麻油	3	與冷性的食材一起食用	與溫性的食材一起食用
	花生油	1	與冷性的食材一起食用	與溫性的食材一起食用
	橄欖油	2	與冷性的食材一起食用	與溫性的食材一起食用
	白芝麻	2	與冷性的食材一起食用	與溫性的食材一起食用
	黑芝麻	1	與冷性的食材一起食用	與溫性的食材一起食用

後記

我之所以寫這本書共有兩個理由。

其一，我想告訴人們，關於許多人過度攝取身體並不需要的食物而導致生病的事實。

其二，我希望有更多人知道，藉由自古流傳下來的脈診，掌握自己的身體與心理真正的聲音，這件事有多麼重要。

我的母親在我學習漢方醫學的三十多歲時，因為罹患胰臟癌去世。而當醫生發現她罹患胰臟癌時，已經是癌症末期，只剩下一個月的壽命。最終毫無任何奇蹟發生，就這麼死去。

當時的我還是漢方菜鳥一名，雖然如此，在母親去世前的半年，我每天都幫抱怨身體不適的她把脈。由於那時母親的脈象有些怪異，因此我帶母親前往醫院接受檢查，結果沒有任何異常。當時，我懇求醫生說「她的脈象真的很奇怪，請你再多做些檢查」，但醫生只丟下一句「你想太多」而拒絕我。

之後的半年，由於母親受了傷，進到醫院檢查時，才赫然發現她罹患了胰臟癌。當時我在醫生發現母親罹患了胰臟癌的半年前就發現的異常脈象，在累積了豐富經驗後的現在再回頭來看，那時的脈象明顯地是個癌症患者特有的脈象。

那時我對於身體檢查的結果一切以數字為依歸的日本醫療感到有其極限，因而更加確定自己要努力學習東洋醫學。

在我的治療院中，幫為了各種症狀而前來求診的人們把脈的過程中，發現那些正為不明病因的疾病而受苦的人何其之多。

隨著經過我診療的病患人數即將來到兩萬人的現在，我發現，多數容易罹患癌症的人多半攝取過多單一食材、或是每天吃重口味的外食族會罹患某一種疾病，另外，容易罹患心肌梗塞的人的飲食生活大多是如此等，也就是特定的疾病是與某特定食物有密切關係，並將這些資訊以統計學的方式加以分析。

將我這約三十年來的研究集大成的正是本書所介紹的YUMIE PULSE，以及食養術。

日本人的平均壽命不分男女都已超過八十歲，女性更是直逼九十歲。

然而，能用來工作、實現自我、從事熱愛的事物的健康壽命並不那麼長，多數的人從六十幾歲或七十幾歲就開始度過與疾病長期抗戰的歲月。

未來我們必須要面對的是高齡者的照護問題與醫療費問題，而且既有社會體系的支援將在可見的未來崩壞，因此，現在處於「未病」狀態的人們將如何長期維持健康狀態，將是日本這個國家存續與否的重要課題。

我的患者之中，有一位放棄了昂貴的不孕症治療來找我用脈診術的基本治療，搭配食養術後，順利高齡懷孕並生產的女性。

也有一位臥床十五年，無法與人溝通的病患，在接受了脈診術和針灸治療，搭配食養術後，開始對於家人說的話有反應。

類似這些需要接受高度醫療或是被迫要接受高度醫療而受苦的人，有很多人因為我的脈診術與食養術而看見了人生的光明。

也有去看遍了名醫，名醫們都束手無策的人們，因為我的脈診術的診斷與食養術而慢慢找回健康，從這些看診經驗中，我深切發現到，人的身體和健康的構成材料正是食物。

也就是說，食物不但是人類最好的藥物，卻也是最毒的毒物。

雖然我在本書中所提到的，火山熔岩脈、冰河脈的簡單脈象的判別法與以「溫、冷」來選擇食物的食養術並不能讓你在一週內就瘦下十公斤，也並不是令人注目的超強健康食品。

但是，如果你能了解脈診術與食養術的概念，慢慢學會有意識地選擇適合自己的食物，十年後或是二十年後，你的身體狀態將能確實改善。

如果能讓我的脈診術成為你日常生活中的一部分，對我來說將是無上的喜悅。

請記住，脈正是在身體裡流動的河川。

確實在你身體之中流動的血流就等於河川，希望各位的體內都有條永遠清澈、美麗的河川。

抱著這樣的期望，就此停筆。

長田由美江

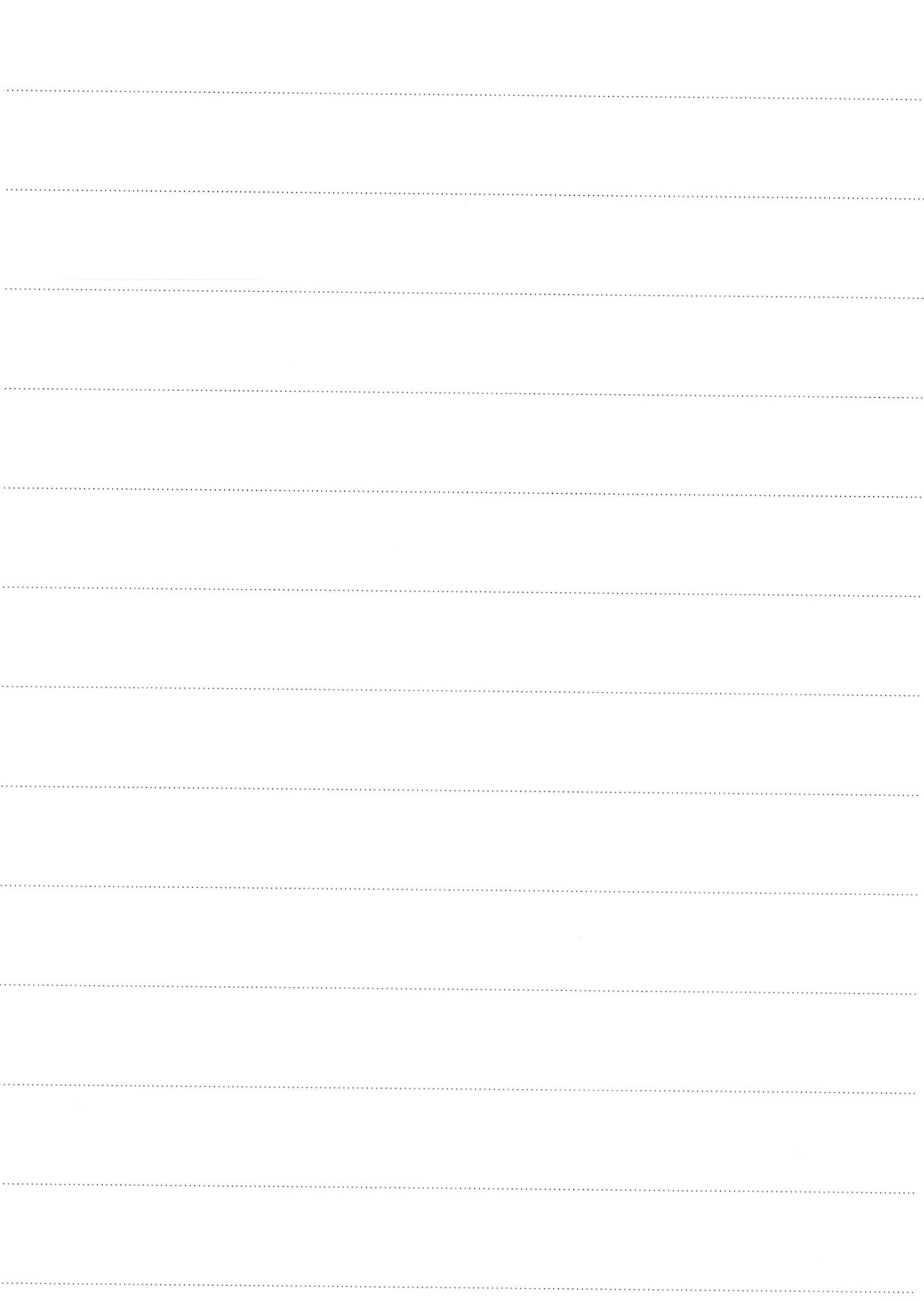

Note

國家圖書館出版品預行編目資料

排寒解熱的脈診食養術：三根手指把把脈，減法調養百病消 / 長田由美江著. -- 初版. -- 新北市： 世茂, 2019.09
面； 公分. -- (生活健康 ; B470)
ISBN 978-957-8799-90-5(平裝)

1.中醫 2.脈診 3.健康飲食

413.21 108011077

生活健康 B470

排寒解熱的脈診食養術：三根手指把把脈，減法調養百病消

作　　者 / 長田由美江
譯　　者 / 簡毓棻
主　　編 / 陳文君
責任編輯 / 曾沛琳
封面設計 / 辰皓國際出版製作有限公司
出 版 者 / 世茂出版有限公司
地　　址 / (231)新北市新店區民生路19號5樓
電　　話 / (02)2218-3277
傳　　真 / (02)2218-3239（訂書專線）、(02)2218-7539
劃撥帳號 / 19911841
戶　　名 / 世茂出版有限公司
世茂官網 / www.coolbooks.com.tw
排版製版 / 辰皓國際出版製作有限公司
印　　刷 / 傳興彩色印刷有限公司
初版一刷 / 2019年9月
I S B N / 978-957-8799-90-5
定　　價 / 350元